Hanife Sarıçam
Nevzat Devebakan

Hemşirelerin Karşılaştığı Risk ve Tehlikelerin İş Stresi ile İlişkisi

Hanife Sarıçam
Nevzat Devebakan

Hemşirelerin Karşılaştığı Risk ve Tehlikelerin İş Stresi ile İlişkisi

Türkiye Alim Kitapları

Impressum / Yayınevi adı
Bibliografische Information der Deutschen Nationalbibliothek: Die Deutsche Nationalbibliothek verzeichnet diese Publikation in der Deutschen Nationalbibliografie; detaillierte bibliografische Daten sind im Internet über http://dnb.d-nb.de abrufbar.

Deutsche Nationalbibliothek tarafından yayınlanan bibliyografik bilgiler: Deutsche Nationalbibliothek, bu yayını Deutsche Nationalbibliografie'de listeler; detaylı bibliyografik bilgi İnternet'te http://dnb.d-nb.de sitesinde mevcuttur.

Coverbild / Kitap kapağı resmi: www.ingimage.com

Verlag / Yayıncı:
Türkiye Alim Kitapları
ist ein Imprint der / yayınevinin bir ticari markasıdır
OmniScriptum GmbH & Co. KG
Heinrich-Böcking-Str. 6-8, 66121 Saarbrücken, Deutschland / Almanya
Email / E-posta: info@turkiye-alim-kitaplary.com

Herstellung: siehe letzte Seite /
Basım yeri: son sayfaya bakın
ISBN: 978-3-639-67296-1

İÇİNDEKİLER **Sayfa No**

1. GİRİŞ VE AMAÇ

1.1. Problemin Tanımı ve Önemi

Sağlık hizmetleri ülkemizde iş kazaları açısından riskli bir sektördür. İş kazası UÇÖ (Uluslararası Çalışma Örgütü) tarafından, "planlanmamış ve istenmeyen bir olay sonucunda sakatlanmaya ve zarara sebep olan durumdur" şeklinde tanımlanmaktadır.[1]

Sağlık ekibi içerisinde hemşireler, hasta birey ve ailesinin 24 saat boyunca ilk başvurdukları ve bu görevi nedeniyle sağlık ekibi içerisinde iletişimi sağlayarak kilit rol oynayan sağlık personelidir. Hemşireler yaptıkları iş gereği her zaman ciddi bir sağlık riski ile karşı karşıyadırlar. Bununla beraber gece ve hafta sonlarında tutulan nöbetler nedeniyle uykusuzluk, yoğun iş temposu içerisinde sürekli ayakta kalma ve daha da önemlisi hastalarla diyalogdaki ilk kişi olması nedeniyle bazen sözlü ve fiziki şiddete maruz kalma da hemşirelerin sıklıkla karşılaştıkları sorunların başında gelmektedir.

Hemşirelerin ağır iş yükü, ağır ve ölümcül hastalara bakım vermek, gerektiğinde hasta ve yakınlarına destek vermek zorunda kalınması gibi nedenler, iş ile ilgili stres ve gerginliğe yol açmaktadır. Ayrıca sağlık sistemindeki yetersizlikler, hizmetin ve personelin dengesiz dağılımı çalışanlarda düş kırıklığı ve gerginlik yaratmaktadır. İşten kaynaklanan gerginlikler kişide depresyon, kaygı, gerilim tipi baş ağrısı ve uykusuzluk gibi fizyolojik etkilere de yol açmaktadır.[4] Çalışma ortamı koşullarının olumsuzluğu ve çalışma ortamında birçok tehlike ve riskin bulunması ve bunların önlenememesi nedeniyle hemşireler ve diğer sağlık çalışanları meslek hastalıklarına, iş kazalarına ve bu tehlike ve risklere bağlı yaralanmalara maruz kalabilmektedirler.[2]

Bu çalışmada üniversite hastanelerinde çalışan hemşirelerin iş sağlığı ve güvenliği kapsamında karşılaştığı risk ve tehlikelerin iş stresi düzeyleri üzerine etkisi incelenmiştir. Elde edilen sonuçlar sağlık kurumlarında iş sağlığı ve güvenliği kültürünün oluşturulmasında ve kurumun bu konuda yapacağı çalışmalarda temel bir veri olarak kullanılabilecektir.

1.2. Araştırmanın Amacı

Hemşireler için hastanedeki tehlike ve risklerin ne olduğunun, nerede bulunduğunun, işin yürütülmesi sırasında hangi aşamada ortaya çıktığının, temasın, vücuda giriş yolunun ve maruziyetin çalışanı etkileme şeklinin bilinmesi gerekir. Bu durum göz ardı edildiğinde, çalışanın sağlıklı ve güvenli ortamda çalışması ve işe bağlı sağlık sorunlarının önlenmesi mümkün olmamaktadır. Sağlık bakım alanı, hem yoğun stres yaşayan bireylere hizmet verilmesi, hem de çalışan hemşirelerin stresli durumlarla çok sık karşılaşması nedeniyle diğer iş ortamlarından daha fazla iş stresinin yaşandığı bir ortamdır. Bu çalışma, DEUH'nde (Dokuz Eylül Üniversitesi Hastanesi) çalışan hemşirelerin çalışma ortamında karşılaştıkları risk ve tehlikelerin iş stresi düzeyleri üzerine etkisini belirlemek amacıyla yapılmıştır.

1.3. Araştırmanın Hipotezleri

H_0: Hemşirelerin stres puanı ile hastane ortamında çalışmayı riskli ve tehlikeli bulmaları arasında anlamlı bir ilişki vardır.

H_1: Hemşirelerin stres puanı ile hastane ortamında çalışırken strese maruz kalmaları arasında anlamlı bir ilişki vardır.

H_2:Hemşirelerin hastane ortamında çalışırken strese maruz kalmaları eğitim düzeyine göre anlamlı bir farklılık gösterir.

H_3: Hemşirelerin çalıştıkları hastanede iş sağlığı ve güvenliği sistemini yeterli bulmaları eğitim düzeyine göre anlamlı bir farklılık gösterir.

H_4: Hemşirelerin hastane ortamında çalışmayı riskli ve tehlikeli bulmaları eğitim düzeyine göre anlamlı bir farklılık gösterir.

2. GENEL BİLGİLER

2.1.GENEL OLARAK İŞ SAĞLIĞI VE GÜVENLİĞİ

İş sağlığı ve güvenliği; iş yerinde çalışanın sağlıklı yaşam hakkının güvence altına alınması, sosyal, ruhsal ve bedensel zararlardan korunması için gerekli ortamın sağlanması ve önlemlerin alınmasını ifade eder.

2.1.1 İş Sağlığı

İş, "insanın yaşamını sürdürmesi amacına yönelik zihinsel ve bedensel her uğraş olarak" ya da "bedensel, zihinsel ve ruhsal bir çaba ile çalışanın kendisi ya da başkaları için değer ifade eden mal ve hizmetler üretme faaliyeti" olarak tanımlanır. İş sağlığı kavramı ise, çalışanların sağlıklarını; sosyal, ruhsal, bedensel olarak en üst düzeyde sürdürmek, çalışma koşullarını ve üretim araçlarını; sağlığa uygun hale getirmek, çalışanları zararlı etkilerden koruyarak, işin ve çalışanın birbirine uyumunu sağlamak üzere yapılan çalışmaları kapsar. Bu tanım, işi sosyal, bedensel ve ruhsal boyutu ile ele almakta, iş ve üretim araçları ile çalışan arasında uyumu gözetmektedir. İş sağlığı çalışmaları, çalışma yaşamındaki tehlikelere karşı insan sağlığının korunmasını hedefleyerek çalışan insanın sağlıkla ilgili sorunlarını ele alır ve bu sorunlara çözüm getirmeyi amaçlar.[3]

Uluslararası Çalışma Örgütü (UÇÖ) ile Dünya Sağlık Örgütü (DSÖ) 1950 yılında karma bir komisyon kurarak, iş sağlığının amaçlarını saptamışlar ve bunları UÇÖ'nün 112 sayılı tavsiye kararı ile üye ülkelere duyurmuşlardır.

Bu amaçlar;

- ✓ Çalışanların sağlık kapasitelerini en üst düzeye çıkarmak,
- ✓ Çalışmanın olumsuz koşulları nedeni ile sağlığın bozulmasını önlemek,
- ✓ Her çalışanı fiziksel ve ruhsal yeteneklerine uygun işlerde çalıştırmak,
- ✓ Yapılan iş ile çalışan arasında uyum sağlayarak, asgari yorgunlukla yüksek randıman elde etmektir.[4]

İş sağlığı ve iş güvenliğinin öncelikli amacı çalışanın mutluluğu olmalıdır. Sağlıklı ve mutlu olarak çalışan kişi, sosyal açıdan da huzurlu ve sağlıklı olur.

İş kazası UÇÖ tarafından "planlanmamış ve beklenmeyen bir olay sonucunda sakatlanmaya ve zarara neden olan durumdur" şeklinde tanımlanmaktadır.[5,6]

Çalışma ve Sosyal Güvenlik Bakanlığı'na bağlı olarak, işyerlerindeki işçi sağlığı ve iş güvenliği tedbirlerini denetleyen, iş güvenliği müfettişlerinin tespit ettikleri en büyük eksiklik ve kusur, işyerlerinde %82.92 gibi büyük bir oranda; gerek işverenin, gerekse işçilerin eğitimsizliğidir. UÇÖ' ne göre de iş kazalarının %78 i çalışanların emniyetsiz davranışlarından kaynaklanmakta ve araştırmalara göre; iş kazaları sebeplerinin %98'i insan hatasından kaynaklanmaktadır.[7]

Atasoy ve Aksoy'un yaptığı çalışmada, hekim dışı sağlık personelinin % 28'inin iş yoğunluğu ve sorumluluğu nedeniyle yoğun stres altında olmasından dolayı çalıştığı birimden memnun olmadığı belirlenmiştir. Hekim dışı sağlık personelin % 84.5'i mesleki bir riske maruz kaldığını belirtmiştir. Mesleki riskler arasında enjeksiyon, pansuman, dezenfektanların ön sıralarda olduğu ve çalışanların % 46.1'inin risklere karşı kişisel önlem aldığı tespit edildiği belirtilmektedir. Hekim dışı sağlık personeli arasında % 24.7 oranında son bir yıl içinde kesici ve delici aletlerle yaralanma olduğu tespit edilmiş, kesici ve delici yaralanmaları en fazla enjektör başlığını tekrar takılırken oluştuğu ve % 14.6'sı mesainin ilk üçte birlik zaman dilimi içinde oluştuğu belirtilmiştir.[8]

Sağlık çalışanlarının mesleki riskleri arasında ilk akla gelen risklerden birisi kesici delici alet yaralanmalarıdır. Pek çok sağlık çalışanı bu tür yaralanmalar sonucunda hepatit C (HCV), hepatit B (HBV) ya da AIDS (HIV= Human Immune Deficiency Virus) virüsüne maruz kalmaktadırlar.[2] Amerika Birleşik Devletleri'nde (ABD) her yıl 385.000 bin sağlık personeli kesici alet yaralanmasına maruz kaldığı tahmin edilmektedir. Ülkemizde yeterli bir istatistiki çalışma olmamasına rağmen, yapılan bir çalışmada sağlık personelinin %97,4'nün kesici delici ve batıcı alet yaralanmasına maruz kaldığı ve bunların %1,9'unda hepatit B enfeksiyonunun meydana geldiği saptanmıştır.[8] Bu ve benzeri birçok çalışma ülkemizde kesici delici alet yaralanmalarının önemli bir çalışan güvenliği sorunu olduğunu göstermektedir.

2.1.2 Güvenlik ve İş Güvenliği

Güvenlik, bazı yazarlar tarafından emniyet içinde olma olarak kullanılırken[9], Türk Standartları Enstitüsü (TSE) Türk Standardı 18001 İş Sağlığı ve Güvenliği Yönetim Sistemleri standardında "kabul edilmez zarar riskinden uzak kalma" şeklinde tanımlanmaktadır.[10]

Küreselleşme, sermaye için paranın serbest dolaşımı ile kar oranı adına fırsatları artırırken, emeğin küreselleşmesi gerçekleştirilemediği için; emeğiyle geçinenlerin özellikle gelişmekte olan ülkelerde daha kötü koşullarda çalışmasına yol açmıştır. Başta ölümcül iş kazalarındaki artış olmak üzere, işçi sağlığı ve iş güvenliği alanındaki sorunların giderek arttığı görülmektedir.[11]

Küresel ekonomideki değişiklikler her yerde artan ekonomik güvensizlik ve eşitsizlikle sonuçlanmıştır. Bu eğilim dünyanın pek çok yerinde işçi ve işçi topluluklarının seslerini daha az duyurabilmelerine ve çalışma koşullarının bozulmasına neden olmuştur. İş güvenliği göz ardı edildiğinde, "İş kazası" ve "Meslek hastalığı" oluşur.[11]

Türkiye'de iş güvenliği denince akla hemen iş kazaları gelmektedir. Gerçekten de iş kazaları işçi sağlığı alanındaki en önemli sorunlarımızdan biridir. Ülkemizde özellikle 2 günden az istirahat gerektiren iş kazalarının istatistiklere 1990'ların ortalarından başlayarak girmemesi sonucunda, iş kazası sayısında bir azalma gerçekleşmiş gibi görünmesine karşın; iş kazası sonucu ölümlerdeki yükseklik dikkat çekicidir.[12]

2.1.3. Güvenlik Kültürü

Güvenlik Kültürü kavramı ilk defa Çernobil kazasından sonra, 1986 yılında IAEA -Uluslararası Atom Enerjisi Kurumu'nun hazırladığı raporla ortaya çıkmıştır. IAEA tarafından Çernobil için hazırlanan raporda kurumun güvenlik kültürünün zayıflığından söz edilmiş ve bu kazanın nedenlerinden biri olarak gösterilmiştir.[6] Bu kavram ve önemi çeşitli şekillerde vurgulanmasına rağmen detaylı bir şekilde tanımlanmamış ve ölçülebilirliği üzerine araştırmalar yapılmamıştır. Ancak, IAEA 1991 yılında bu kavramı tanımlamıştır. Buna göre güvenlik kültürü; kurumun sağlık ve güvenlik programlarının yeterliliğine, tarzına ve uygulamadaki ısrarına karar veren birey ve grupların, değer, tutum, yetkinlik ve davranış örüntülerinin bir ürünüdür.[5] İş güvenliği kültürü de, iş güvenliğinin öncelikli olduğu yaşam biçimidir. Güvenlik bilgiye dayanır ve içselleştirilmiş ve yaşam biçimi haline getirilmiş bilgi, güvenlik kültürünü oluşturur.[11]

Güvenliği veya emniyeti tehdit edebilecek davranış veya uygulamalarla bunların yer aldığı ortak kullanım ya da etki alanında bulunan canlıların veya teçhizat, araç gibi nesnelerin zararını en aza indirmeyi amaçlayan, güvenlik veya emniyete öncelik veren algılar, inançlar, tutumlar, kurallar, roller, sosyal, teknik ve politik uygulamalarla, yetkinlikler ve sorumluluk hislerinin bütünüdür. İş kazaları ve meslek hastalıkları ekonomik ve sosyal birer sorun olması sebebiyle; toplumun büyük kesimine dolaylı olarak, çalışma hayatının sosyal taraflarına ise doğrudan sorumluluk yüklemektedir.[3]

2.1.4. İş Sağlığı ve Güvenliği

İş sağlığı sadece endüstride çalışanları değil, çalışan her insanı da kapsar. İş gücü sağlığı ve iş güvenliği konusundaki asıl amaç; çalışanın fiziksel ve ruhsal dengesinin korunması yoluyla insan gücü verimliliğinde artışlar meydana getirmektir. Böylece çalışan insanın "sağlıklı" veya daha doğrusu "tam bir iyilik hali içinde olması" amaçlanmıştır.

UÇÖ, dünyada her yıl 2,2 milyon kadın ve erkeğin işle ilgili kaza ve hastalıklar nedeniyle yaşamını yitirdiğini, yılda 270 milyon iş kazası ve 160 milyon meslek hastalığı görüldüğünü tahmin etmektedir. Bu tahminin ortaya koyduğu olumsuz tabloya, ölümcül iş kazalarında özellikle Asya ve Latin Amerika'daki artışta eklenmektedir. Örneğin, Çin'de ölümcül iş kazaları 1998 ve 2001 yılları arasında 73.500'den 90.500'e; Latin Amerika'da ise 1998'de 29.500 kazadan 2001'de 39.500 kazaya yükselmiştir.[13]

1475 sayılı İş Kanunu'ndaki "İşçi Sağlığı ve İş Güvenliği" kavramı yerine, 4857 sayılı yeni İş Kanunumuzda daha geniş kapsamlı ve evrensel bir kavram olan "İş Sağlığı ve Güvenliği" (Occupational Health and Safety) kavramı kullanılmıştır.[11]

İş Sağlığı ve Güvenliği kavramı, İşçi Sağlığı ve İş Güvenliği kavramından farklı olarak, tehlikelerin önlenmesinin yanında risklerin öngörülmesi, değerlendirilmesi ve bu riskleri tamamen ortadan kaldırabilmek ya da zararlarını en aza indirebilmek için yapılacak çalışmaları da içermektedir. Evrensel anlamda İş Sağlığı ve Güvenliği; henüz bir tehlike oluşmamış, işletmede bir arıza oluşmamışken bile işletmede oluşabilecek tehlikelerin ve risklerin öngörülerek bunların kabul edilebilir olup olmadığına karar verme çalışmalarını da beraberinde getirmektedir.[11]

2.1.5. İş Sağlığı ve Güvenliği Yönetim Sistemleri

İş Sağlığı ve Güvenliği Yönetim Sistemi; İSG faaliyetlerinin kuruluşların genel stratejileri ile uyumlu olarak sistematik bir şekilde ele alınıp sürekli iyileştirme yaklaşımı çerçevesinde çözümlenmesi için bir araçtır.[1]

İş Sağlığı ve Güvenliği Yönetim Sistemlerinden biri olan OHSAS 18001, organizasyonların iş sağlığı ve güvenliği risklerini kontrol etmek ve performanslarını geliştirmek amacıyla İngiliz Standartları Enstitüsü-BSI (British Standards Institution) tarafından geliştirilen, tüm dünyada kabul görmüş ve risk değerlendirmesine dayalı bir yönetim sistemidir. Ülkemizde TSE tarafından 2001 yılında Türk Standardı olarak (TS 18001 İş Sağlığı ve Güvenliği Yönetim Sistemleri-Şartlar ve TS 18002 İş Sağlığı ve

Güvenliği Yönetim Sistemleri-TS 18001 Uygulama Klavuzu) yayınlanmıştır. "Önlemek ödemekten daha ucuz ve insancıldır" ve "Sıfır Kaza" sloganları, OHSAS 18001 İşçi Sağlığı ve İş Güvenliği Yönetim Sisteminin uygulanması için gerekli olan işçi sağlığı ve iş güvenliği risklerinin değerlendirilmesi ve önlemlerinin alınması konusunda insanlara bilinç kazandırma amacını taşımaktadır.[14]

Bir kuruluşun üst yönetimi OHSAS 18001'i uygulamayı taahhüt etmesinden sonraki aşamalarda aşağıda sıralanan unsurları içeren bir İSG yönetim sistemi oluşturmalıdır.

- ✓ Çevre politikasının oluşturulması (İSG politikası)
- ✓ Planlama
- ✓ Uygulama ve işletme
- ✓ Kontrol ve düzeltici faaliyet
- ✓ Yönetimin gözden geçirmesi [14]

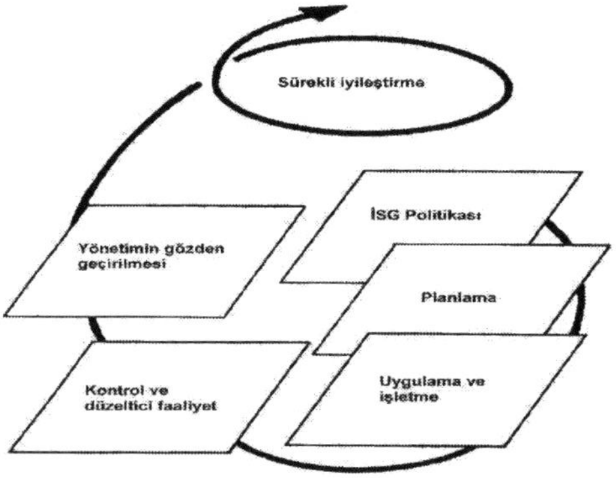

Şekil 1: Başarılı Bir İSG Yönetim Sisteminin Modeli[14]

2.1.6. İş Sağlığı ve Güvenliği ile İlgili Yasal Düzenlemeler

Sanayileşme sürecine giren tüm ülkelerde, teknolojik gelişmelere paralel olarak, iş kazaları önemli toplumsal sorunların başında yer almıştır. Endüstrileşmenin bütün dünyada pek çok medikososyal sorunlar ortaya çıkardığını ve çalışanların iş kazaları, meslek hastalıkları gibi büyük sorunların yanında psikososyal ve sosyoekonomik sorunlarının da olduğunu, bu sorunların çözümlenmesiyle çalışanlardan yüksek verim alınabileceğini, XIX. yy'ın ikinci yarısından sonra yapılan çalışmalardan anlamaktayız. Bu sebeple iş yerlerinde çalışanların iş kazaları ve meslek hastalıklarından korunmasına yönelik hizmetlerin sayısı artmış ve bu konuyla ilgilenen çeşitli kuruluşlar faaliyete geçmiştir.[15]

Türkiye'nin onayladığı "İnsan Hakları Evrensel Bildirgesi", "Avrupa Toplumsal Anlaşması" ve "Uluslararası Çalışma Örgütü" sözleşmelerinden başka 1944 yılında imzalanan "Philadelpia Bildirgesi", 14.11.1950 tarihinde imzalanan "Avrupa İnsan Hakları Sözleşmesi", 25.03.1957 tarihinde imzalanan Avrupa Topluluğunun Anayasası olarak kabul edilen "Roma Anlaşması" ve bu anlaşmaya göre 1974 yılında kurulan "Güvenlik Hijyen ve Sağlığın Korunması Tavsiye Komitesinin Kararları" uluslararası düzeyde belli başlı belgelerdir. [16]

2.1.6.1.Uluslararası Düzenlemeler

İSG'nin sağlanmasında devletin yükümlülüklerinden birisi de İSG ile ilgili mevzuatı oluşturmak, mevzuatın denetimini sağlamak ve uluslararası hukuk metinlerini ülkemiz açısında kabulünü yapmaktır. Çalışmamızın bu bölümünde İSG ile ilgili hükümleri doğrudan ve dolaylı olarak düzenleyen bazı uluslararası hukuk metinlerine yer verilecektir.

2.1.6.1.1. Uluslararası Çalışma Örgütü Sözleşmeleri

1919 yılında kurulmuş olan Uluslararası Çalışma Örgütü (UÇÖ), sosyal adaletin ve uluslararası insan ve çalışma haklarının iyileştirilmesi için çalışan bir Birleşmiş Milletler ihtisas kuruluşudur. Örgüt, Sözleşme ve Tavsiye Kararları ile işçilerin hak ve menfaatlerini korumaya, çalışma hayatında genellikle daha fazla istismar edilen kadın ve çocuk işçileri özel koruma altına almaya, çocuk işçiliğini ortadan kaldırmaya çalışmaktadır. [17]

155 sayılı sözleşme, Uluslararası Çalışma Konferansı'nın 22.06.1981 tarihinde yaptığı toplantısında kabul edilmiştir. Sözleşme, bütün ekonomik faaliyet dallarında işçileri kapsayacak şekilde, ülke şartlarına uygun olmak şartıyla işçi sağlığı, iş güvenliği çalışma ortamı konularında bir politika oluşturulması ile denetimini öngörmektedir. 161 Sayılı Sözleşme, Uluslararası Çalışma Konferansı'nın 26.06.1985 tarihinde yaptığı toplantısında kabul edilmiştir. Sözleşme, tüm ekonomik faaliyet dallarında ve tüm işletmelerde çalışan işçiler için iş sağlığı hizmetlerini geliştirmeye yöneliktir.[16]

1952 yılında kabul edilen Sosyal Güvenliğin Asgari Normları hakkındaki 102 sayılı UÇÖ sözleşmesine göre; sağlık yardımları, hastalık ödenekleri, işsizlik yardımı, ihtiyarlık yardımı, iş kazası ve meslek hastalığı yardımları, aile yardımı, analık yardımı, maluliyet yardımı, ölüm yardımları olmak üzere asgari sosyal güvenlik yardımları dokuz başlık altında toplanmıştır. Türkiye bu sözleşmeyi, 1451 sayılı yasa ile 29.07.1971 tarihinde kabul etmiş; işsizlik ve aile yardımını aynen, sağlık ve analık yardımlarını şartlı onaylamıştır. Diğer şartlar sözleşmede olduğu gibi aynen onaylanmış ve kabul edilmiştir.[18]

2.1.6.1.2. Avrupa Toplumsal Anlaşması (Avrupa Sosyal Şartı)

Sözleşme 18 Ekim 1961'de Torino'da imzalanmış ve 26 Şubat 1965 tarihinde yürürlüğe girmiştir. Türkiye Sözleşmeyi 18 Ekim 1961 tarihinde imzalamış ve 16

Haziran 1989 tarihinde onaylamıştır. Sözleşmede insan hakları ve temel özgürlüklerin gerçekleştirilmesini ve idame ettirilmesini amaçlayan hükümler vardır.[19]

Herkesin, ulaşılabileceği en yüksek sağlık düzeyinden yararlanmasını mümkün kılan her türlü önlemlerden faydalanma hakkına sahip olduğundan (md.11), tüm çalışanların ve geçimini temin ettiği kişilerin sosyal güvenlik hakkına sahip olduğundan (md.12), yeterli kaynaklardan yoksun olan herkesin, sosyal ve sağlık yardımı hakkına sahip olduğundan bahsedilmektedir.

Bölüm 2, 3. maddesinde (Güvenli ve sağlıklı çalışma koşulları hakkı) işverenlerin ve çalışanların örgütlerine danışarak, güvenli ve sağlıklı çalışma koşullarına sahip olma hakkının etkili bir biçimde kullanılmasını sağlamak üzere taahhüt etmeleri istenen hususlar aşağıda verilmiştir;

- ✓ İş güvenliği, iş sağlığı ve çalışma ortamı hakkında tutarlı bir ulusal politika oluşturmak, uygulamak ve bunu belli aralıklarla gözden geçirmek. Bu politikanın temel hedefi, iş güvenliği ve iş sağlığını iyileştirmek ve özellikle çalışma ortamının doğasından kaynaklanan tehlike sebeplerini en aza indirmek yoluyla, çalışma sırasında ortaya çıkan ya da bununla bağlantılı olan hastalıkları ve kazaları önlemektir.
- ✓ Güvenlik ve sağlık alanlarında yönetmelikler hazırlamak.
- ✓ Denetim yoluyla bu yönetmeliklerin uygulanmasını sağlamak.
- ✓ Tüm çalışanlar için, aslen koruma ve danışmanlık işlevlerine sahip iş sağlığı hizmetlerinin geliştirilmesini desteklemek.[19]

2.1.6.1.3. İnsan Hakları Evrensel Bildirgesi

Birleşmiş Milletler Genel Kurulu'nun 10 Aralık 1948 tarih ve 217 A(III) sayılı kararıyla ilan edilmiştir. 27 Mayıs 1949 tarih ve 7217 sayılı resmi gazete'de yayınlanmıştır.

Bildirgenin 3. maddesinde yaşamak, özgürlük ve kişi güvenliğinin herkesin hakkı olduğu, 22. maddesinde herkesin toplumun bir üyesi olarak, sosyal güvenlik hakkına sahip olduğu, 25. maddesinde bireyin gerek kendisinin gerekse ailesinin sağlık ve huzurunu güvence altına alacak bir yaşam düzeyine sahip olduğu belirtilmektedir. Özellikle yiyecek, giyecek, konut, tıbbi bakım ve benzeri sosyal hizmetler ile işsizlik, hastalık, sakatlık, dulluk, yaşlılık veya kendi iradesi dışında geçim olanaklarından yoksun kaldığı öteki durumlarda güvenlik hakkı olduğu belirtilmektedir.[20]

2.1.6.2.Ulusal Düzenlemeler

Çalışmamızın bu bölümünde İSG ile ilgili ulusal düzenlemelerden T.C. Anayasası, 657 Sayılı Devlet Memurları Kanunu, 1593 Sayılı Umumi Hıfzıssıhha Kanunu ve 5510 Sayılı Sosyal Sigortalar ve Genel Sağlık Sigortası Kanununa yer verilecektir.

2.1.6.2.1. T.C. Anayasası

1982 yılında çıkarılan anayasamızın İSG ile ilgili plan ve maddelerini incelediğimizde, insanın maddi ve manevi varlığının gelişmesi için gerekli şartları hazırlamaya çalışmak, devletin temel amaç ve görevleri arasında yer almaktadır (md. 5). Devletin, çalışanların hayat seviyesini yükseltmesi, çalışma yaşamını koruması, desteklemesi ve bunlarla ilgili tedbirlerin alınmasından sorumlu olduğu (md. 49), kimsenin yaşına, cinsiyetine ve gücüne uymayan işlerde çalıştırılmaması gerektiği, küçüklerin ve kadınların, bedensel ve ruhsal yetersizliği olanların çalışma şartları bakımından özel olarak korunacağı hükümleri yer almaktadır (md. 50). Herkesin sağlıklı ve dengeli bir çevrede yaşama hakkı olması (md.56), herkesin sosyal güvenlik hakkına sahip olması (md.60) ve bu konularla ilgili tedbirlerin alınmasında devletin yükümlü olduğu hükümleri belirtilmiştir.[21]

2.1.6.2.2. Devlet Memurları Kanunu

14.07.1965 tarih ve 657 sayılı bu kanuna göre; çalışma şartları gereği radyoaktif ışınlarla çalışan personele, her yıl yıllık izinlerine ilaveten bir aylık sağlık izni verileceği belirtilmektedir (md.103). Görevlerinden dolayı saldırıya uğrayan memurlar ile görevi sırasında ve görevlerinden dolayı bir kazaya uğrayan veya bir meslek hastalığına tutulan memurlar, iyileşinceye kadar izinli sayılırlar (md. 105). Devlet memurlarının hastalık, analık ve görevden doğan kaza ve mesleki hastalık hallerinde özel kanunlarla düzenlen gerekli sosyal sigorta yardımları yapılır (md.188).[22]

2.1.6.2.3. 1593 Sayılı Umumi Hıfzıssıhha Kanunu

1593 sayılı Umumi Hıfzısıhha Kanunu'nun 126. maddesindeki, gıda üretim ve satış yerleri ve toplu tüketim yerlerinde bizzat çalışan iş yeri sahipleri ve işletenleri de dâhil olmak üzere, bulaşıcı bir hastalığı olduğu belgelenenler bu iş yerlerinde çalışamaz ve çalıştırılamazlar hükümleri yer almaktadır. 1593 sayılı Umumi Hıfzısıhha Kanunu'nun 126 ve 127. maddelerindeki hükümler ile Temel Sağlık Hizmetleri Genel Müdürlüğü'nün 2005/9 sayılı genelgesi hükümlerine göre portör uygulamaları yapılmaktadır. 126 ve 127. maddelerindeki hükümlere göre gıda üretim yerleri ve sıhhi müesseselerde çalışanların bulaşıcı hastalık taşıyıcılığı yönünden her 3 ayda bir muayene olma ve sıhhi rapor alma mecburiyeti getirilmiş ve bu sıhhi muayenenin de ücretsiz olarak belediye tabipleri veya hükümet tabipleri tarafından yapılacağı belirtilmiştir.[23]

2.1.6.2.4. 5510 Sayılı Sosyal Sigortalar ve Genel Sağlık Sigortası Kanunu

5510 Sayılı Sosyal Sigortalar ve Genel Sağlık Sigortası Kanunu'nun 13. maddesinde iş kazası;

- ✓ Sigortalının işyerinde bulunduğu sırada,
- ✓ İşveren tarafından yürütülmekte olan iş nedeniyle veya görevi nedeniyle,

- ✓ Sigortalı kendi adına ve hesabına bağımsız çalışıyorsa yürütmekte olduğu iş veya çalışma konusu nedeniyle işyeri dışında ise,
- ✓ Bir işverene bağlı olarak çalışan sigortalının, görevli olarak işyeri dışında başka bir yere gönderilmesi nedeniyle asıl işini yapmaksızın geçen zamanlarda,
- ✓ Emziren kadın sigortalının, çocuğuna süt vermek için ayrılan zamanlarda,
- ✓ Sigortalıların, işverence sağlanan bir taşıtla işin yapıldığı yere gidiş gelişi sırasında meydana gelen ve sigortalıyı hemen veya sonradan bedenen ya da ruhen özüre uğratan olaydır.

5510 sayılı kanunun 14. maddesinde meslek hastalığı; sigortalının çalıştığı veya yaptığı işin niteliğinden dolayı tekrarlanan bir sebeple veya işin yürütüm şartları yüzünden uğradığı geçici veya sürekli hastalık, bedensel veya ruhsal özürlülük halleri olarak tanımlanmaktadır. Hangi hallerin meslek hastalığı sayılacağı, iş kazası ve meslek hastalığı bildirgesinin şekli ve içeriği, verilme usulü ile bu maddenin uygulanmasına ilişkin diğer usul ve esaslar, kurum tarafından çıkarılacak yönetmelikle düzenlenir. Yönetmelikte belirlenmiş hastalıklar dışında herhangi bir hastalığın meslek hastalığı sayılıp sayılmaması hususunda çıkabilecek uyuşmazlıklar, Sosyal Sigorta Yüksek Sağlık Kurulunca karara bağlanır.[24]

2.1.6.2.5. 4857 Sayılı İş Kanunu

22.05.2003 tarih ve 4857 sayılı iş kanununun 77. maddesinde işverenler iş yerlerinde iş sağlığı ve güvenliğinin sağlanması için gerekli her türlü önlemi almak, araç ve gereçleri eksiksiz bulundurmak, işçilerde iş sağlığı ve güvenliği konusunda alınan her türlü önleme uymakla yükümlü olduğu belirtilmektedir. İşverenlerin işyerinde alınan iş sağlığı ve güvenliği önlemlerine uyulup uyulmadığını denetlemek, işçileri mesleki riskler, alınması gereken tedbirler, yasal hak ve sorumlulukları hakkında bilgilendirmek için eğitim vermek, iş yerinde olan kazaları ve meslek hastalıklarını ilgili bölge müdürlüklerine en geç iki iş günü içinde yazıyla bildirmek zorunda oldukları belirtilmektedir. Kanunun 80. maddesine göre sanayiden sayılan en az 50 işçi çalıştıran ve 6 aydan fazla sürekli işlerin yapıldığı işyerlerinde, her işverenin iş sağlığı ve güvenliği kurulu kurmakla yükümlü olduğu belirtilmiş, 81. maddesinde ise her işverenin ilk yardım ve acil tedavi koruyucu sağlık hizmetleri işlemlerini yürütecek bir işyeri hekimi çalıştırmak ve sağlık birimi oluşturmak zorunda olduğu hükmüne yer verilmiştir.[25]

2.2. HEMŞİRELİK MESLEĞİNDE İŞ SAĞLIĞI VE GÜVENLİĞİ

Hemşireler, çalışma alanları çok geniş olmakla birlikte ülkemizde ve dünyanın pek çok yerinde hastanelerde çalışmaktadırlar. Hastaneler aşırı bürokratik ve hiyerarşik düzenin var olduğu ortamlardır. Sağlık meslekleri içindeki hiyerarşik sıralamada en üst basamakta hekimlik yer almaktadır. Bunu eczacılık ve diş hekimliği izlemektedir. Diğer sağlık mesleklerinin bağımsızlıkları, hekimliği destekleyecek şekilde hizmet vermeleri için son derece sınırlandırılmıştır. Dünyanın hemen her yerinde hekimler, hemşireleri emirlerini yerine getirecek ve çevreyi düzenli tutacak kimseler olarak algılamakta ve onların varlıklarını bu şekilde kabul etmektedirler. Diğer taraftan sağlık hizmeti sunan ekip içinde sayısal olarak en büyük grubu hemşireler oluşturmaktadır.

2.2.1. Risk ve Tehlike Kavramları

Tehlike, insan sağlığına karşı oluşan tehditler olarak tanımlanmaktadır. Tehlike hasar veya zarara neden olma potansiyelidir.[2] Çevremizde bulunan çeşitli etmenler "tehlike" yaratabilir, ancak bu etmenlerle karşılaşma durumunda bu tehlikeli durumun belirli bir olasılık dahilinde meydana gelmesi söz konusudur; işte bu durumda riskten söz edilir. Risk; olabilirlikle, olasılıkla ilişkili bir kavramdır ve tehlikeli bir durumda olumsuz bir olayın meydana gelme olasılığı olarak tanımlanmaktadır.[26]

Sağlığın korunabilmesi için öncelikle sağlığı bozan etmenlerin iyi bilinmesi gerekir. Çalışma ortamındaki tehlikeler önlenemediğinde riske, risk önlenemediğinde ise işe bağlı sağlık sorunlarına, iş kazalarına, meslek hastalıklarına ve bunlara bağlı sakatlık, iş görmezlik durumlarına ve işe devamsızlıkların oluşmasına yol açmaktadır. Sağlık çalışanlarında hem çalışma ortamı hem de işin yoğunluğu, mesleksel hataların oluşmasına neden olabilmektedir.[2,26]

Risk ve tehlikeleri önlemek için öncelikle işletmenin/işyerinin risk değerlendirmesi yapması gerekmektedir. Riskler değerlendirilir, derecelendirilir ve gerekli kontrol ölçümlerinin yapılması için prosedürler oluşturulur, daha sonra risk seviyelerinin kabul edilebilirliğinin önceden teşhis edilmiş kriterler ile kıyaslaması yapılır. Risk değerlendirmesi aşamasında, riskin kabul edilebirliğine karar vermek için, riskin önemi üzerinde kapsamlı olarak karar verilir. Risk değerlendirmesi aşamasında, olayların ortaya çıkma olasılığı ve ortaya çıktığında maruz kalınabilecek sonuçlar belirlenmeli ve buna yönelik önlemler alınmalıdır.[11]

2.2.2. İş Kazası ve Meslek Hastalığı

Dünya Sağlık Örgütü (DSÖ) iş kazasını "önceden planlanmamış, çoğu zaman yaralanmalara, makine ve teçhizatın zarara uğramasına veya üretimin bir süre durmasına yol açan olay" olarak tanımlamaktadır. Uluslararası Çalışma Örgütü ise iş kazasını "belirli bir zarar veya yaralanmaya yol açan, önceden planlanmamış beklenmedik bir olay" şeklinde tanımlamıştır. Gerekli önlemler alınmamışsa, kaza kaçınılmaz olarak ortaya çıkacaktır. Aynı olgu, meslek hastalığı için de geçerlidir. Bundan dolayı, işçi sağlığı alanındaki çalışmaların önemli bir bölümü, çalışma koşullarının daha verimli hale getirilmesine ve çalışma ortamının sağlık tehlikelerinden arındırılmasına dayanır.[27]

5510 sayılı kanunun 14. maddesinde meslek hastalığı; sigortalının çalıştığı veya yaptığı işin niteliğinden dolayı tekrarlanan bir sebeple veya işin yürütüm şartları yüzünden uğradığı geçici veya sürekli hastalık, bedensel veya ruhsal özürlülük halleri olarak tanımlanmaktadır. Meslek hastalıkları, Sosyal Sigortalar Kanunu Sağlık İşlemleri Tüzüğü'ne ekli meslek hastalıkları listesinde 5 ana grupta toplanmıştır. Bunlar kimyasal maddelerle olan meslek hastalıkları, mesleki cilt hastalıkları, mesleki solunum sistemi hastalıkları, mesleki bulaşıcı hastalıklar ve fiziksel etkenlerle olan meslek hastalıkları olarak adlandırılmıştır.[11]

Sosyal Güvenlik Kurumu istatistiklerine göre yıllar itibariyle iş kazalarının iş saatlerine göre dağılımı Tablo 1'de verilmiştir. SGK'nın iş kazaları istatistikleri incelendiğinde iş kazasının en yüksek olduğu saat, çalışma diliminin ilk saatleridir. İş kazalarının genel yoğunluğuna bakıldığında ise işgününün ilk saatleri ile son saatlerinde kaza sayısının nispi fazlalığı göze çarpmaktadır. SGK 2008 verilerine göre kazaların % 16,5'i birinci iş saatinde, % 46'sı ilk üç saatte yaşanmaktadır.[28]

Tablo 1. Yıllara Göre İş Kazalarının İş Saatlerine Göre Dağılımı

İŞ KAZALARININ İŞ SAATLERİNE GÖRE DAĞILIMI (2006–2008)									
İŞ SAATLERİ	2006			2007			2008		
	Kadın	Erkek	Toplam	Kadın	Erkek	Toplam	Kadın	Erkek	Toplam
1.SAAT	612	12.178	12.790	667	12.029	12.696	592	11.495	12.087
2.SAAT	586	11.112	11.698	562	11.209	11.771	495	10.101	10.596
3.SAAT	535	11.228	11.763	617	12.077	12.694	483	10.301	10.784
4.SAAT	456	9.117	9.573	438	9.393	9.831	412	8.612	9.024
5.SAAT	318	5.853	6.171	320	6.147	6.467	324	5.436	5.760
6.SAAT	316	6.605	6.921	396	6.644	7.040	331	6.249	6.580
7.SAAT	397	8.602	8.999	475	8.308	8.783	396	7.741	8.137
8.SAAT	518	10.588	11.106	645	10.672	11.317	561	9.430	9.991
9.SAAT+	0	0	0	0	0	0	0	4	4
Bilinmeyen	1	5	6	1	2	3	0	0	0
TOPLAM	3.739	75.288	79.027	4.121	76.481	80.602	3.594	69.369	72.963

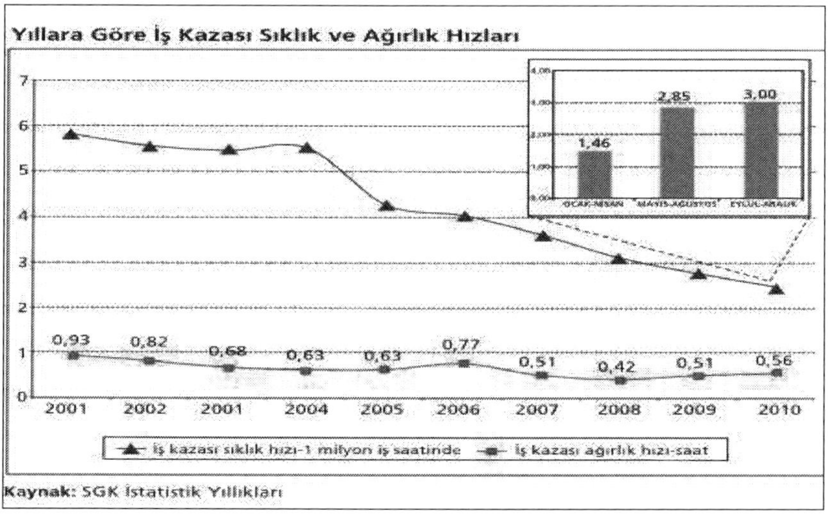

Şekil 2: Yıllara Göre İş Kazası Sıklık ve Ağırlık Hızları[28]

Yıllara göre karşılaştırma yapmak için kullanılan temel göstergeler iş kazası sıklık ve iş kazası ağırlık hızlarıdır. Bu sonuçlara baktığımızda ise; kurumun 2009 verilerine göre iş kazası sıklık hızında yüzde 11'lik azalma, iş kazası ağırlık hızı incelendiğinde ise yüzde 10'luk artış olduğu görülmektedir. İş kazasına maruz kalanların sayısındaki azalmaya rağmen iş kazası ağırlık hızında artış tespit edilmesinin temel nedeni ise, ölümle sonuçlanan vakaların artmasıdır.

SGK tarafından hazırlanan iş kazaları ve meslek hastalıklarına ilişkin yaklaşık 10 milyon çalışanı kapsayan 2010 yılı istatistiklerine göre; 2010 yılında 62 bin 903 iş kazası yaşanmış, 533 meslek hastalığı tespit edilmiştir. Bunların 1.454'ü ölümle sonuçlanmıştır. 2009 yılı sonuçları ile karşılaştırıldığında; meydana gelen iş kazalarında yüzde 2 azalma, meslek hastalığı sayısında yüzde 24 artış olduğu görülmüştür. 2010 yılında iş kazaları ve meslek hastalıkları sonucu kaybedilen işgünü sayısı, bir önceki yılın verilerine göre yüzde 4,6 oranında azalma ile 1 milyon 516 bin 24 işgünü olarak belirlenmiştir. Yüz bin işçide meydana gelen kaza oranı 2009 yılında 712 iken, 2010 yılında 627'ye düşmüştür. Hesaplanan kaza oranındaki azalma yüzde 12'dir.[28]

2.2.3. Hemşirelerin Çalışma Hayatında Karşılaştıkları Mesleki ve Risk ve Tehlikeler

Hemşirelerin hastayla daha fazla zaman geçiren ve bakımlarını doğrudan yerine getiren kişi olmaları nedeniyle sağlık riskleri ile karşılaşma olasılıkları diğer sağlık personelinden daha yüksektir. Çalışma ortamında iş sağlığı ve iş güvenliği bakımından önemli riskler taşıyan çalışma alanlarından biri olan sağlık hizmet alanında, özellikle de hastanelerde, değişik nitelikteki çalışma ortamı zararları bir arada bulunmaktadır.[29]

Hemşirelik, uzun süreli çalışma, aşırı iş yükü, zaman baskısı, zor ya da karmaşık görevler, yetersiz dinlenme araları, tekdüzelik ve fiziksel olarak kötü iş koşulları (yer, sıcaklık ve ışıklandırma gibi) gibi stresle ilgili risk faktörlerini içermektedir. Bununla birlikte; tedavi uygulamaları sırasında, hizmet yoğunluğuna göre değişmek üzere uzun süre ayakta kalma, nöbetlerde uykusuzluk, beslenme düzensizlikleri ile karşı karşıya da kalmaktadırlar.[30]

Literatüre bakıldığında Ergüney ve arkadaşlarının yaptığı bir çalışmada, hemşireler %76,7 oranında halsizlik ve yorgunluk, %56,8 oranında eklem ve bacak ağrıları, %55,1 oranında uykusuzluk yakınmaları olduğunu, çalışma şeklinin %81,8 oranında, bakım verilen hasta sayısının %76,7 oranında yorgunluğa yol açtığını belirtmişlerdir. İş yeri zararları arasında stres, gürültü ve enfeksiyon riski ilk üç sırada yer almaktadır.[31]

Hemşirelerin çalışma hayatında karşılaştıkları mesleki risk ve tehlikeler biyolojik, kimyasal, psikolojik, fiziksel ve çevresel olmak üzere 5 grupta incelenmektedir.

2.2.3.1. Kimyasal Riskler

Günlük yaşantımızın pek çok alanında kullanıldığı gibi, hastalıkların önlenmesi ve tedavisi ile de yaşantımızın bir parçası haline gelen kimyasallar, yararlarının yanı sıra özellikle uygun şekilde kullanılmadıklarında insan sağlığı için tehlike, çevre için zehir olabilmektedirler.[30] Kimyasal tehlike ve riskler oldukça geniş ve izlenmesi zor bir gruptur. Hemşire ve diğer sağlık çalışanlarının, çalıştığı tüm ortamlarda kimyasal zararlı etkenlerle karşılaşma olasılığı çok yüksektir. Kimyasal dezenfektanlar, antiseptikler, sterilizasyon işlemleri sırasında kullanılan sıvılar, etilen oksit, pek çok boya ve çözücüler, etil alkol ve türevleri, formaldehit, iyotlu bileşikler, lateks ürünler, anestezik gazlar, kematerapötik ajanlar, ilaçlar ve solüsyonlar ve sitostatik ilaçlar sağlık çalışanlarının sıklıkla karşılaştığı kimyasal tehlike ve risklerdendir.[29,31]

Kimyasal maddelerin toksik etki (zehir etkisi) göstermesi ve bu toksik etkinin şiddeti ;

- ✓ Vücuda giren maddenin fiziksel ve kimyasal özelliklerine,
- ✓ Kullanımı sırasında alınan sağlık ve güvenlik önlemlerine,
- ✓ Maruz kalmanın miktarına ve maruziyet süresine,
- ✓ Kimyasala maruz kalan kişinin yaşı, cinsiyeti, dayanıklılığı, genel sağlık durumu gibi fizyolojik özelliklerine bağlıdır.[29]

Sağlık çalışanlarının kimyasal risklerden korunması için koruyucu önlem kullanma ve uygulama düzeyinde el yıkamanın her zaman uygulanması gerektiği saptanmıştır. Koruyucu önlük, maske, yüz koruyucusu, gözlük ve eldiven kullanma, ortamın havalandırılmasına özen gösterme, eskimiş ekipmanların değişimini sağlama, kimyasal maddelerle temas halinde ise cildi bol su ile yıkama diğer önlemler arasında yer almaktadır.

2.2.3.2. Fiziksel Riskler

Bütün dünyada olduğu gibi ülkemizde de hemşirelerin yaşadığı bel ağrısı, omuz ve kol ağrısı, boyun ağrısı sorunları fiziksel riskler arasında önemli boyutlardadır.

Hastanede hastalar ve sağlık çalışanları için fiziksel tehlikeler grubunda en yaygın olanlar; radyasyon (iyonize, lazer, ultraviole, infra-red, elektromanyetik vb. radyasyon, radyo aktif madde ve ışınımlar), gürültü, aydınlanma, elektrik düzeneği, kaygan zemin, sıcak/soğuk, havalandırma, vibrasyon ve tozun olduğu belirlenmiştir. Bu tehlikelere maruz kalma sonucunda gelişebilecek sağlık sorunları arasında iş kazaları, bel yaralanmaları, kesici-delici-batıcı cisim yaralanmaları, yanıklar, kırıklar, kas-iskelet sistemi sorunları, dolaşım bozukluğu, işitme kayıpları, merkezi sinir sistemi depresyonu, görme bozuklukları yer alır. Ayrıca fiziksel etmenlerin kimyasal etmenlerle birlikteliğinin sağlık sonuçları da araştırılmaktadır.[2,31]

Alçelik ve arkadaşları tarafından Türkiye'de yapılan bir araştırmada, %52,9'unda bel ağrısı, %38,2'inde boyun ağrısı, %38,2'inde omuz ağrısı, %30,8'inde kol ağrısı, %35,3'ünde varis saptanmıştır.[33]

Organ transplantasyonları, diyaliz, lazer, radyasyon, tedavi merkezlerindeki izleme cihazları, ileri bilgi ve beceri gerektiren aletler, makineler ve teknikleri, o bölgeye özgü tehlikeler içermektedir. Radyoterapi bölümü, mutfak, çamaşırhane, dolaplar, patoloji laboratuarları personel için yüksek riskli bölgelerdir.[29]

ABD Ulusal İş Sağlığı ve Güvenliği Enstitüsü (NIOSH-National Instıtute for Occupational Safety and Health) hastanelerde yangın nedenlerini belirlemeye yönelik araştırmasında, elektrik düzeneğindeki hataların ikinci sırada olduğunu belirlemiştir. Elektrik düzeneğinin yanlış ya da eksik olması hastane çalışma ortamının tümünü etkilediğinden, sağlık çalışanları açısından son derece önemli bir tehlikedir. Amerika Birleşik Devletleri Mesleki Güvenlik ve Sağlık İdaresi (OSHA-Occupational Safety and Health Administration) ve NIOSH, hastanelerde priz kapak deliklerinin kapalı olmasını, uzatma kablolarının sadece geçici durumlarda kullanılmasını, elektrik düzeneğinin ıslak/nemli bölgeye temas etmemesi gerektiğini, elektrikli araç-gereçlerin üzerinde uyarı yazılarının bulunmasını ve elektrik düzeneğinin düzenli olarak kontrolünün yapılmasını elektrik ile ilgili standartlar olarak kabul etmektedir. [33]

2.2.2.3. Biyolojik Riskler

Sağlık çalışanları her gün çalışma ortamının koşulları nedeniyle birçok risk etmeni ile karşılaşmaktadırlar. Bu risklerden biri de maruz kaldıkları kan, kan ürünleri ve vücut sıvıları ile temas sonucu, solunum, damlacık yolu ile bulaş sonucu ve diğer yollarla çalışanları etkileyen biyolojik risklerdir (AIDS, Tüberküloz, Hepatit B vb.). [34] AIDS'in ortaya çıkmasıyla, Hepatit B (HBV) ve son zamanlarda bulunan Hepatit C ve D ile enfeksiyon kontrolünün odak noktası belirgin olarak değiştirmiştir. Artık bu hastalıkların yalnızca hastalara değil, sağlık çalışanları ve diğer çalışanlara (temizlik çalışanları gibi) bulaşmaması üzerinde yoğunlaşmak gerekmektedir.[35] CDC' nin (Centers for Disease Control and Prevention-Hastalık Kontrol ve Önleme Merkezleri) yapmış olduğu araştırmada sağlık çalışanlarının kullanmış olduğu kesici-delici aletler tanımlanarak beş yıllık izlem periyodunda 5000 perkütan yaralanma saptanmış ve %62 'si enjektör iğnesi ile meydana gelmiştir. Kesici-delici yaralanmalar %38 perkütan aletlerin kullanımı sırasında, %42 disposbl aletlerin kullanımı öncesi ve sonrasında oluşmuştur.[36]

Sağlık çalışanları açısından biyolojik risk oluşturan solunum, damlacık yolu ile bulaşan tüberküloz çoğunlukla hastane kökenlidir. Hava yolu ile bulaşan bir enfeksiyon hastalığı olup özellikle gelişmekte olan ülkelerde önemli bir sağlık sorunudur. Literatürde yapılan bir araştırmada özellikle tüberkülozlu hasta ile sık karşılaşan kliniklerde çalışmakta olan sağlık çalışanlarının, tüberküloz hastalığı yönünden yüksek risk altında oldukları tespit edilmiş ve tüberkülozun meslek hastalığı olarak kabul edilmesi gerektiği ifade edilmiştir.[34]

2.2.3.4. Psikososyal Riskler

Sağlık kuruluşlarında hemşirelerin en çok karşı karşıya olduğu risk faktörlerinden biri de psikososyal risklerdir. Psikososyal riskler arasında sayılan şiddet, kişiye fiziksel ya da psikolojik zarar vermeyi amaçlayan eylemdir. ABD'de yapılmış bir araştırmada sağlık personelinin şiddete uğrama riskinin diğer hizmet sektörlerinde çalışanlara göre 16 kat fazla olduğu saptanmıştır. Hemşireler, özellikle hastalar tarafından ve diğer sağlık personelinden üç kat daha fazla şiddete maruz kalmaktadır.[36]

Vardiya ve nöbet şeklinde çalışma biçimi, çalışan kişinin normal biyolojik, psikolojik, sosyal yaşama şeklini bozan bir durumdur. Vardiya ve nöbet şeklinde çalışmak bedenin normal, biyolojik ritmi ile çeliştiğinden kronik yorgunluğa ve kişinin aile ve sosyal hayatının zarar görmesine yol açar. Geleneksel olarak çalışma saatleri belirlidir. Dinlenme saatleri akşamları ve hafta sonlarıdır. Hemşireler için ise gece çalışma zorunluluğu da vardır. Bu durum başlı başına stres kaynağıdır. Çalışma şekli nedeniyle hemşireler çevresiyle olan iletişiminde sorunlar yaşayabilir. Ayrıca organizmanın biyolojik uyku ritmi tersine döner. Bu durum kişilerde kronik yorgunluğun, bitkinliğin ve depresyonun görülmesine yol açar. Hemşirelerin anksiyete yaşamasının ana nedenleri durumu ağır olan hastalara bakım vermek, kaygı düzeyi yüksek ve acı çeken kişilerle ilişkiye girmek ve onlara acı veren bazı uygulamaları yapmaktır. Ayrıca yoğun bakım üniteleri, terminal dönemde ve yoğun stres altında olan hasta ve yakınlarına hizmet verilmesi nedeniyle çalışanlar için oldukça stresli olan bir ortamdır. Bunun yanı sıra her an acil bir durumun oluşma olasılığı ve yaptığı işlemlerde yanlışlık yapma korkusu, hemşireyi etkileyen stresörlerdendir.[37] Ayrıca malzeme yokluğu, ortamın fiziksel özellikleri (gürültü, ısı, güvenliğin olmaması, monitörlerin ve alarmların olmaması vb.) ortamda bir çok sağlık personelinin olması, komplike araçlarla çalışma, yönetimle çatışma da hemşirelerin kaygı düzeyini arttıran faktörlerdendir. Hemşirelerin kendi duygusal sorunları ve hemşirelik felsefesi, hemşire-doktor sorunları, personel azlığı ve ağır iş yükü, hemşire-hemşire sorunları, ani ölüm, bilgi ve beceride bireyin güvensizliği, koku ya da ortamın gürültüsünden iğrenme gibi durumlar hemşirelerde kaygı düzeyini arttıran faktörlerdir.[38]

2.2.3.5. Çevresel Riskler

Literatüre bakıldığında sağlık çalışanlarına, birçok bulaşıcı hastalıkların bulaşmasını önlemede lateks eldivenin etkisinin yüksek olduğu kanıtlanmıştır. Fakat bazı çalışanlar için, latekse maruz kalma, alerjik reaksiyonlara neden olabilir. Bu tür reaksiyonların raporlarının özellikle sağlık çalışanları tarafından son yıllarda artmış olduğu görülmektedir.[39] Sağlık çalışanlarında lateks alerjisi diğer mesleklere göre daha sık görülen kronik bir hastalıktır. Sağlık çalışanları için önemli bir sağlık sorunu da lateks ile sık sık temas etmeleridir. Toplumda yaygın olarak kullanılan lateks içeren ürünler aslında herkesi tehdit etmekte ve her birey lateks ürünleri ile değişik şekil ve oranlarda az veya çok duyarlılanmaktadır. Ancak duyarlılanmanın tamamlanması ve alerjik belirti göstermesi ise bu kişilerde lateks ile karşılaşmanın tekrarlanması ile oluşmaktadır. Sağlık çalışanlarının bu açıdan daha çok risk altında olduğu görülmektedir.[40]

Hemşireler için bir başka çevresel risk mesleki astımdır. Amerikan Ulusal İş Güvenliği ve Sağlığı Kurumu (National Instıtute for Occupational Safety and Health-NIOSH) California verilerine dayanarak 1993-1999 yılları arasında sağlık çalışanları arasında % 16 oranında (1879 kişide) mesleki astım vakası rapor etmiştir. Amerikan Hemşireler Derneği (American Nurses Association-ANA) sıklıkla kullanılan lateks, temizlik ürünleri (dezenfektanlar gibi), formaldehit, hava kalitesi, yapı işlerinden kaynaklanan kimyasallar, sigara, parfüm, tozlar ve küflerin de iş ortamında astıma neden olduğuna dikkat çekmiştir.[41] Çuhadaroğlu ve arkadaşlarının çalışmasında sağlık çalışanlarında latekse bağlı olarak gelişen mesleksel astıma yakalanma oranı %14 olarak bulunmuştur.[42]

2.3. HEMŞİRELİK MESLEĞİNDE STRES

Tüm sağlık çalışanları gibi hemşirelerin de iş ortamında strese çok sık maruz kaldıklarını söyleyebiliriz. Uzun süreli yaşanan stresin hemşirelerde çok çeşitli ruhsal ve fiziksel değişikliklere neden olduğu çeşitli kaynaklarda belirtilmektedir ve hemşirelerin yaşam kaliteleri iş ortamında maruz kaldıkları stresten olumsuz etkilenebilmektedir. Çalışmamızın bu bölümünde stres kavramı, stres türleri, iş stresinin kaynakları ve nedenleri, hemşirelerde görülen en önemli iş stres kaynakları, iş ile ilgili stres faktörleri ve hemşirelik mesleğinde stres konularına yer verilecektir.

2.3.1. Stres Kavramı

Stres sözcüğü; Latince "Estrictia" fiilinden gelmiştir. İnsan ve diğer canlılarla ilgili durumu tanımlamada kullanılmadan önce fizik ve mühendislik bilimlerinde kullanılmıştır. Stres sözcüğü, insanın ya da bir başka organizmanın tehlike içinde bulunduğu etmenler ve koşullara göre dengenin bozulduğu bir durumu anlatmak için kullanılmaktadır. Bir başka deyişle, bireyin fizyolojik, biyokimyasal ve psikolojik stres tepkileri bu kapsam içinde düşünülmektedir. Yani stres, organizmanın dengesini bozabilecek tüm etmenleri kapsayacak genişliktedir. Bu etmenler fiziksel (travma, sıcak, soğuk vb), psikolojik (duygusal gerilimler, iç ve dış çatışmalar, evlilik sorunları vb) ya da sosyal (çevre etmenleri, kültürel değişim vb) içerikli olabilir.[43]

2.3.2. Stres Türleri

Stres her zaman zarara yol açan bir etken gibi görülmemelidir. Stresin hiç olmadığı, sade bir yaşam tarzı da insanda strese sebep olabilir. Bu bölümde stres türlerini akut stres, episodik akut stres ve kronik stres olarak üç başlık altında açıklayacağız.

2.3.2.1. Akut Stres

Stres türlerinden akut stres yakın geçmişteki baskılar ve isteklerle, yakın gelecekte oluşması beklenen baskı ve isteklerin doğurduğu en yaygın stres biçimidir. Küçük dozlardaki akut stres, heyecan verici ve uyarıcı olabilir ama fazlası çok yorucudur. Kısa dönem stresleri abartılı biçimde yaşamak, psikolojik sıkıntılara, gerginliğe neden olduğu gibi baş ağrılarına, mide bulantılarına vs. de yol açabilir. Akut stresin belirtileri çoğu kişi tarafından bilinmektedir.

Akut stresin en yaygın belirtileri:

- ✓ Duygusal sorunlar; öfke ve sinirlilik, endişe, depresyondur.
- ✓ Kas sorunları; gerginliğin sebep olduğu baş ağrıları, sırt ağrısı, çene ağrısı, kas gerilmeleridir.
- ✓ Mide ve bağırsak sorunları; mide ekşimesi, gaz, ishal, kabızlık ve tahriş olmuş bağırsak belirtileridir.

Bu maddelere ek olarak kan basıncında yükselme, hızlı kalp atışları, avuç içi terlemesi, çarpıntı, baş dönmesi, migren, nefes darlığı ve göğüs ağrısı, geçici ve kısa süreli aşırı heyecanlanma akut stresin belirtilerindendir . Akut stresin bütün bireylerde görülebileceği ve tedavi edilip kısa sürede kontrol altına alınabileceği belirtilmektedir.[44]

2.3.2.2. Episodik Akut Stres

Stres türleri arasında ikinci sırada episodik akut stres yer almaktadır. Episodik, nöbetler halinde gelip giden, ara sıra meydana gelen anlamındadır. Episodik akut stres reaksiyonları gösteren kişiler aşırı duyarlı, öfkeli, sinirli, endişeli ve gergindirler. Sürekli telaşlı ve sinirlidirler, bazen bu sinirlilikleri saldırgan bir tutuma dönüşebilir. Diğer bireyler bu davranışlarına düşmanca cevap vermeye başladığında ise onlarla olan ilişkileri gittikçe kötüleşmeye başlar. İşyeri onlar için stresli ve dayanılmaz hale gelir.

Episodik akut stres bitmek bilmeyen endişeden kaynaklanmaktadır. Endişe kolikler her köşe başından ve her olaydan bir felaket çıkmasını beklerler. Onlar için dünya her an tehlikeli olayların olabileceği, iyilikleri ödüllendirmeyen, cezalandırıcı bir yerdir. Aynı zamanda aşırı hassas ve gergin olmaya meyillidirler fakat öfkeli ve saldırgan olmaktan çok endişeli ve depresif bir ruh halleri vardır. Episodik akut stresin belirtileri, uzun süreli aşırı uyarılma belirtileridir: inatçı baş ağrıları, yüksek tansiyon, çene ağrıları ve kalp hastalıkları gibi. Episodik akut stresin tedavisi, farklı seviyelerdeki müdahaleleri gerektirir. Bu da aylar süren profesyonel yardım anlamına gelir. Çoğunlukla yaşam biçimi ve karakterleri o kadar kalıplaşmış ve rutin hale gelmiştir ki, kişiler hayatlarını yürütme biçimleri hakkında en ufak bir yanlış görmezler. Sıkıntı ve üzüntülerinin suçunu başkalarına ve dış olaylara yıkarlar. Yalnızca acıdan ve sıkıntılarının neden olduğu rahatsızlıklardan kurtulma vaadi onları tedaviye ikna edebilir. [44]

2.3.2.3.Kronik Stres

Stres türlerinin arasında üçüncü sırada kronik stres yer almaktadır. Kronik stres insanları günden güne eriten eziyet verici bir stres türüdür. Akut stres heyecan verici ve uyarıcı olabilirken, kronik stres kesinlikle bu özelliklere sahip değildir. Kronik stres bedenleri, zihinleri ve yaşamları mahveder. Bu uzun süreli yıpranmalar insana büyük zararlar verir. Bu yoksulluğun, sorunlu ailelerin, mutsuz evliliklerin ve istenmeyen işlerin stresidir. Kronik stres, kişinin içinde bulunduğu perişan durumdan hiç bir çıkış yolu bulmadığı anda ortaya çıkar. Hiç bitmeyecekmiş gibi gelen zamanlardaki, şiddetli baskı ve gereksinimlerin stresidir. Umut görmeyen kişi sonunda çözüm aramaktan vazgeçer.

Bazı kronik stresler, çocukluktan gelen ve özümsenerek zihinde sonsuza dek kalan travmatik deneyimlerden kaynaklanır. Bazı deneyimler kişiliği derinden etkiler ve kişiyi sonsuz bir strese sokar. Kronik stresin en kötü yanı insanların buna alışmasıdır. İnsanlar akut stresin hemen farkına varırlar, çünkü bu yeni bir durumdur ama kronik stres eski, alışılmış ve bazen de rahat geldiğinden tamamen görmezden gelinebilir. Kronik stres, intihar, tecavüz, kalp krizi, felç hatta bazen kanser şekline bürünerek ölümlere neden olur. Fiziksel ve zihinsel kaynaklar, uzun süreli yıpranmadan dolayı tüketildiklerinden, kronik stres belirtilerinin tedavisi oldukça güç hale gelir; bu nedenle geniş kapsamlı bir tıbbi yardımın yanı sıra davranış tedavisi ve stres yönetimi gereksimi ortaya çıkabilir.[44]

2.3.3. İş Stresinin Kaynakları ve Nedenleri

Kişilerin stresle baş etme becerileri kişisel özelliklerine, iş hayatındaki deneyimlerine ve başa çıkma mekanizmalarına göre değişebilmektedir. Bunun beraberinde çeşitli kişisel özellikler, bulunulan iş ortamındaki stresi arttırabilmekte, aynı ortamda çalışan kişiler arasında benzer stres kaynakları her bir hemşire tarafından farklı algılanabilmektedir.

İş stresörlerini ve hemşirelerde görülen stres kaynaklarını ICN (International Council of Nurses-Uluslararası Hemşireler Konseyi) şöyle sıralamıştır;

- ✓ Çalışma Şartları: Vardiyalı çalışma, hafta sonu çalışmaları, yetersiz ücret, çalışma saatleri, çatışma, ayırım yapma ve çalışma ortamındaki tehlikeler,
- ✓ Çalışma Ortamındaki İlişkiler: Yöneticilerle, bağlı bulunduğu kişilerle ya da üstleriyle ilişkilerin özelliği,
- ✓ Çatışma ve Belirsiz Rol: Kötü tanımlanan rol, fonksiyon, beklentiler ve görevler,
- ✓ Çevresel Düzenleme ve İklim şartları: İdarecilerle ve çalışma ortamındakiler arasındaki iletişim, iş ortamındaki büyük değişiklikler, Organizasyondaki farklılıklar, karar verme konusunda katılımcı eksikliği,
- ✓ Çalışma Ortamı ile Ev arasındaki Engeller: Zamanında yapılması talep edilen görevler ve beklentiler,
- ✓ Mesleki Gelişme: Becerilerini kullanma ya da bütün olanaklara ulaşmadaki başarısızlık, bireysel beceri ve ilgi alanlarına uygun olmayan bir pozisyon değişikliği, iş güvenliği, öğrenme ve gelişme olanaklarındaki eksiklik,
- ✓ İşin Niteliği: İş ortamında ve iş yükünde gerek duyulan fiziksel ve duygusal dayanma gücü olarak açıklanmaktadır.[44]

2.3.4. Hemşirelerde Görülen En önemli İş Stres Kaynakları

Birçok çalışmada, hemşireliğin zor bir meslek olduğu ve iş yerinden kaynaklanan stresin hemşireler arasında daha yaygın olduğu belirtilmektedir. Hastane çalışma ortamında hemşirelerde strese yol açan en önemli stres kaynaklarını ICN aşağıdaki gibi sıralamıştır.

- ✓ Ölmek üzere olan birine bakım verme ve ölüm,
- ✓ Üstleriyle ve diğer sağlık bakım profesyonellerini de içine alan meslektaşlarıyla olan çatışma,
- ✓ Hastalar ve ailelerinin duygusal gereksinimleriyle başa çıkmada yetersiz hazırlık,
- ✓ Personel desteğindeki eksiklik,
- ✓ İş yükü,
- ✓ Tedavi planlarıyla ilgili belirsizlik [45]

Bu maddelere ilaveten işyerinde rollerde belirsizlik, rol çatışması, yönetimin tarzı, sorumluluk, kariyer engeli ve fiziki mekan ve çevre şartlarının olumsuzluğu hemşirelerde strese sebep olan kaynaklar arasında sayılabilir.

2.3.5. İşle İlgili Stres Faktörleri

Günümüz çalışma koşullarına bakıldığında çalışanların işle ilgili stres faktörlerini iş yükü ve çalışma koşulları, çalışma programı ve iş yeri düzeni olarak sınıflandırabiliriz.

2.3.5.1. İş Yükü ve Çalışma Koşulları

İşle ilgili stres kaynakları arasında en önemli ve en çok karşılaşılan etkenlerden biri iş yüküdür. Yapılan işin gereklerinin bireyin yeteneğini ve beceri düzeyini aşması bireyde strese yol açar. Belli bir sürede gereğinden fazla işi bitirmek için zaman baskısı altında çalışmakta bir stres kaynağıdır.[43] Vardiya ve nöbet şeklinde çalışma biçimi, çalışan kişinin normal biyolojik, psikolojik, sosyal yaşama şeklini bozan bir durumdur.

Vardiya ve nöbet şeklinde çalışmak bedenin normal, biyolojik ritmi ile çeliştiğinden kronik yorgunluğa ve kişinin aile ve sosyal hayatının zarar görmesine yol açar. Geleneksel olarak çalışma saatleri belirlidir. Dinlenme saatleri akşamları ve hafta sonlarıdır. Hemşireler için ise gece çalışma zorunluluğu da vardır. Bu durum başlı başına stres kaynağıdır. Çalışma şekli nedeniyle hemşireler çevresiyle olan iletişiminde sorunlar yaşayabilir. Ayrıca organizmanın biyolojik uyku ritmi tersine döner. Bu durum kişilerde kronik yorgunluğun, bitkinliğin ve depresyonun görülmesine yol açar. Fazla ya da az iş yükü de çalışma ortamında gerginlik yaratan durumlardır. Nitelik ya da nicelik olarak fazla iş yükü kişide özgüven ve iş ile ilgili güdülemede azalmaya neden olmaktadır.[32]

Hemşirelerin mesleki yaşamı, bilgi ve becerilerini kullanması ve hasta ve ailesi ile önemli ilişkiler kurması yönünden zenginleşebilmektedir. Diğer taraftan fiziksel, duygusal ve ruhsal olarak acı çeken hasta ve aileleri ile uğraşmak duygusal olarak yıpratıcı bir durumdur. Hemşireler hastalarla özdeşim kurabilir ya da kendilerini yetersiz hissedebilirler. Hemşirelerin en uygun hizmeti verebilmesi için kendisinin sağlıklı olması gerekmektedir. Çünkü hastanedeki hastalar için bakımın çoğunu hemşireler sağlamaktadır ve hastanedeki bakımın niteliğini hastanın nasıl algıladığı, bakımın teknik niteliği kadar önemlidir. Hemşireler, hastanenin toplum içindeki imajında önemli bir etkiye sahiptir.[43] Hemşirelikle ilgili yapılan birçok araştırma incelendiğinde, deneklerin genelde genç yaşta çalışanlar olduğunu görürüz. Çünkü hemşirelik mesleğinin olumsuz çalışma koşulları, vardiya veya nöbet şeklinde çalışma biçimi, fazla iş yükü, rol karmaşası nedeniyle meydana gelen sağlık problemlerinden dolayı hemşirelerin mesleği erken yaşta bıraktığı gözlenmektedir.[43]

2.3.5.2. Çalışma Programı

Hemşirelik mesleğinde gündüz ritminde çalışan kişiler için uyku sorunlarını görülme olanağı hemen hemen diğer mesleklerle aynıdır. 08-16, 16-24, 24-08 şeklinde değişen vardiyalarla çalışan ya da 16 veya 24 saat süreyle nöbet tutan hemşirelerde uyku ritmindeki bozukluklar nedeniyle uykusuzluk ya da uyku sorunları ortaya çıkabilir. Buna bağlı olarak ortaya çıkan anksiyete sürekli uykusuzluk nedeni olacaktır. Görülebilecek uyku sorunları, uykuya dalmada güçlük, sık uyanma, erken uyanma, sürekli uyumadır.[43]

Gece vardiyasında çalışanlar için tanımlanan stres kaynakları uykusuzluk, bağırsak sistemindeki değişimler ve beslenme ile ilgili sıkıntılar, şiddete maruz kalma ve bunun sonucunda gelişen strestir. Akşam ve gece vardiyasında çalışanlar, diğer insanların uyuduğu ve bedenlerinin uyumak istediği saatlerde uyanık kalmak zorundadırlar.[45] Bu da hiç şüphesiz yirmi dört saatlik bir süreçte fizyolojik sıkıntılara ve strese neden olabilmektedir.

2.3.5.3. İşyeri Düzeni

Çalışılan ortam da hemşirelerin sağlığını etkilemektedir. Çalışma yeri onun en yakın çevresidir. Sağlık hizmetlerini sürdürmesinin yanında hemşirenin kendisi de bir çalışandır. Hemşirelikte gelişmiş ülkeler, psikolojik, fizyolojik ve sosyal yönden tam bir iyilik halinde olan bireyin işini kusursuz yapacağı bilincine varmışlardır. Bu nedenle gelişmiş ülkelerde yardıma muhtaç kişiye yardım götüreceklerin problemleri öncelikle ele alınır. [45]

Hemşirelerin çalıştıkları birimlerde, kötü bir atmosferin varlığı, hastaları tehlikeye düşürmekte ve hemşireleri tükenmeye ve iş devamsızlığına maruz bırakmaktadır. Bu nedenle hemşireler tarafından çalışma ortamının incelenmesi gerekmektedir. Böylece iş atmosferinin kendi profesyonel ve kişisel iş etiğine uyup uymadığı, rol ve performanslarını güçlendirip güçlendirmediği ve güvenliği teşvik edip etmediği belirlenebilecektir.[46]

2.3.6. Hemşirelik Mesleğinde Stres

Hemşirelik mesleği; genel olarak zor çalışma koşullarının varlığı, uykusuzluk, yorgunluk, görev, yetki ve sorumluluklarının yeterince belirlenmemiş olması nedeniyle çok stresli bir mesleği temsil etmektedir. Ayrıca fiziksel ortam olarak ameliyathane ve yoğun bakım ünitelerinde dışarıya açılan bir pencerenin bulunmaması, 24 saat yapay aydınlatmanın kullanılması, bu ünitelerde çalışanların diğer hastane çalışanlarından fiziksel olarak yalıtılmış olmaları, buradaki hastaların bir çoğunun bilincinin kapalı olması, hemşirelerin ameliyat sonrası ağrı ve acı çeken hastalarla ilgilenmeleri iş ortamı kaynaklı stres ve zorluğa neden olabilmektedir.[47] Hemşirelik, uzun süreli çalışma, aşırı iş yükü, zaman baskısı, zor ya da karmaşık görevler, yetersiz dinlenme araları, tekdüzelik ve fiziksel olarak kötü iş koşulları (yer, sıcaklık ve ışıklandırma gibi) gibi stresle ilgili risk faktörlerini içermektedir[48]

İş hayatında strese yol açan önemli etkenlerden bir tanesi, iş yaparken iş görenlerin maruz kalabildikleri tehlikelerdir. Çalışanların ruh ve beden sağlıkları bakımından tehdit unsuru taşıyan her tehlike faktörü potansiyel bir stres vericidir. Bunun için yaralanma, zehirlenme radyasyona maruz kalma, bazı hastalıkların bakım verirken hastadan hemşireye bulaşması gibi ihtimallerin olması bile iş görenleri bir gerilim ve tedirginlik içerisine sokmaktadır. Hemşirelik çalışanları, çalışma koşullarındaki farklılıklar nedeni ile daha yoğun baskılar altında kalmakta ve iş ortamında daha fazla stres yaşamaktadırlar.[49,50]

Literatüre bakıldığında, hemşirelik mesleğinde yoğun stres olduğunu ve stresin benlik saygısında düşme, depresyon, bedensel yakınmalar, uyku bozuklukları ve tükenmeye yol açtığı görülmektedir. Hemşirelerdeki bu olumsuz etkilenme hem bireysel, hem de örgütsel sonuçları beraberinde getirmektedir. Ayrıca verilen hemşirelik hizmetlerinin kalitesinde düşmeye yol açmakta ve bundan dolaylı olarak hastalar da etkilenmektedir. Hemşirelerin en uygun hizmeti verebilmesi için öncelikle kendisinin sağlıklı olması gerekmektedir. Çünkü hastanedeki hastalar için bakımın çoğunu hemşireler sağlamaktadır ve hastanedeki bakımın niteliğini hastanın nasıl algıladığı, bakımın teknik niteliği kadar önemlidir. Hemşireler, hastanenin toplum içindeki imajında önemli bir etkiye sahiptir.[49]

İş yerinde aşırı çalıştırılma ya da tehlikeyle karşı karşıya kalma, hemşirelerde ve diğer sağlık çalışanlarında, "kendilerine saygı gösterilmediği ve kendilerine değer verilmediği" gibi olumsuz düşünceler oluşturabilmektedir.[51]

3. GEREÇ VE YÖNTEM

3.1. Araştırmanın Tipi

Bu araştırma Dokuz Eylül Üniversitesi Hastanesinde çalışan hemşirelerin hemşirelik bakım uygulamaları sırasında maruz kaldıkları ve işlerinden/işyerlerinden kaynaklanan tehlike ve riskleri belirlemek ve bu tehlikelerin iş stresi düzeyleri üzerine etkisini saptamak amacı ile yapılan kesitsel, tanımlayıcı tipte bir araştırmadır. Değişik etkenlere bağlı olarak gelişebilecek mesleki iş kazalarını ve risklerini değerlendirmek ve bu risklerden etkilenme derecesini en az düzeye indirerek hemşirelerin iş stresi düzeylerini azaltmak için öneriler geliştirmek amacıyla tanımlayıcı olarak planlanmıştır.

3.2. Araştırmanın Yeri ve Zamanı

Araştırma, Dokuz Eylül Üniversitesi Hastanesinde çalışan hemşireleri kapsamaktadır. DEU Hastanesindeki tüm yataklı servisler, acil servis, ameliyathane, poliklinikler, hemodiyaliz ünitesi ve yoğun bakım ünitelerinde çalışan 765 hemşireye ulaşılması hedeflenmiş ve araştırma 05.05.2011 ve 25.05.2011 tarihleri arasında yapılmıştır.

3.3. Araştırmanın Evreni ve Örneklemi

Araştırmanın evreni; DEU Hastanesinde çalışan 765 hemşiredir. Araştırmanın örneklemini DEU Hastanesindeki tüm yataklı servisler, acil servis, ameliyathane, poliklinikler, hemodiyaliz ve yoğun bakım ünitelerinde çalışan hemşireler oluşturmuştur. Örnekleme yöntemlerinden Basit Tesadüfi Örnekleme Yöntemi kullanılmıştır. Örneklemde % 5 kabul edilebilir hata (örneklem hatası), % 95 güven düzeyinde 256 kişilik örneklemin evreni temsil ettiği hesaplanmıştır.[49] Bu anlamda 304 kişi ana kitleyi (evreni) temsil etmektedir.

3.4. Çalışma Materyali

Ölçme aracı olarak 63 soruluk anket düzenlenmiştir. Anket sorularının 10 tanesi demografik değişkenlerdir; çalışanların cinsiyeti, yaşı, eğitimi ve meslekte çalışma yılı gibi. Anket sorularının, 24 tanesi hastane çalışma ortamı kaynaklı risk ve tehlikeler ile ilgili, 12 tanesi iş sağlığı ve güvenliği ile ilgili, 3 tanesi genel sorularla ilgilidir. Ölçeklerdeki sorular 5'li likert tipindedir (1=hiçbir zaman, 2=çok nadir, 3=bazen, 4=sık sık, 5=her zaman). Anket sorularının 14 tanesi iş stresi ölçeği ile ilgilidir. İş Stresi Ölçeği, Cohen ve Williamson (1988) tarafından geliştirilmiştir. Ülkemizdeki geçerlilik ve güvenilirliği Baltaş (1998) tarafından yapılan ölçeğin Cronbach Alpha değeri 0.84 bulunmuştur. Ölçeğin amacı, stresi algılamanın temel noktalarını ve stresle başa çıkma yollarını araştırmaktır. Ölçeğin değerlendirilmesinde elde edilen toplam puan 14'e bölünerek bireyin ölçek puanı elde edilmektedir (A=3,5-4,0; B=1,0-1,3; C=1,4-1,9; D=2,0-2,5; E=2,6-3,1; F=3,2-3,4). A, B, E ve F verimliliği etkileyebilecek ve sağlığı tehdit edebilecek stres düzeylerini; C ve D ise uyaran etkisi yaratıp başarıyı artıran stres düzeyleri olarak değerlendirilmektedir. Grupların geniş açılımları aşağıda verilmiştir;

A (1. Grup) : Sağlığı ve verimliliği ciddi olarak tehdit eden ağır risk düzeyi (1,0-1,3 puan).

B (2. Grup) : Kişiye önemli olduğunu hissettirmeyen, onun kapasitesini kullanmasına imkan vermeyen ve yeterli uyarım sağlamayan, dolayısıyla can sıkıntısından ve önemsizlik duygusundan kaynaklanan stres düzeyi (1,4-1,9 puan).

C (3. Grup) : Uyarıcı yönleri olan, ancak hafif bir iş. Başarı güdüsü yüksek biri için sıkıcı, mücadeleci olmayan biri için uygun bir iş stresi düzeyi (2,0-2,5 puan).

D (4. Grup) : Sağlık ve verimlilik açısından en elverişli iş stresi düzeyi (2,6-3,1 puan).

E (5. Grup) : Uyarıcılığı yüksek, sorumluluğu fazla ancak kişiye çekici gelen iş stresi düzeyi. Bazı yönleriyle kişiyi zorlayarak verimliliği arttırırken, bazı yönleriyle de sağlığı tehdit edebilir (3,2-3,4 puan).

F (6. Grup) : Sorumluluk düzeyi yüksek, kişiyi zaman acısından zorlayan, dinlenmeye ve aile ilişkilerine imkan tanımayan, bu sebeple sağlık ve verimlilik için tehdit oluşturan stres düzeyi (3,5-4,0 puan).

3.5. Araştırmanın değişkenleri

Bağımlı Değişkenler: Hemşirelerin çalışma ortamlarının fiziksel, kimyasal, biyolojik tehlike ve riskleri, işlerinden kaynaklı riskleri ile bu risk ve tehlikelerin iş stresi düzeylerine etkisi araştırmanın bağımlı değişkenlerini oluşturmaktadır.

Bağımsız Değişkenler: Hemşirelerin yaşı, çalıştıkları birim, toplam çalışma süreleri(yıl), şu an çalıştıkları servisteki çalışma süreleri, mesleksel deneyimleri, mezun olunan okul (eğitim yılı), çalışma süreleri (mesai saati, ekstra çalışma vb), çalışırken maruz kaldıkları hastalıklar ve iş kazaları ve bunların iş streslerine etkisi araştırmanın bağımsız değişkenlerini oluşturmaktadır.

3.6. Veri toplama araçları

Ölçme aracı olarak anket tekniği kullanılmıştır. Anket yapılacak hemşirelere yüz yüze görüşme tekniği ile anket uygulanmıştır.

3.7. Verilerin değerlendirilmesi

Elde edilen veriler SPSS programı ile analiz edilmiştir. Araştırmada kullanılan ölçeğin güvenilirliğini test etmek için güvenilirlik analizi uygulanmıştır. İkili karşılaştırmalar için t-testi, ikiden fazla grubun karşılaştırmalı analizi için tek yönlü varyans analizi kullanılmıştır. Ayrıca tanımsal istatistiklerin ortaya konması amacıyla frekans analizleri kullanılmıştır. İstatistik anlamlılık düzeyi $p<0.05$ kabul edilmiştir.

3.8. Araştırmanın sınırlılıkları

- ✓ Araştırma yalnızca bir Üniversite Hastanesinde ve bu hastanede çalışan hemşirelerde yapılacağı için sonuçları tüm hemşirelere ve sağlık çalışanlarına genellenemez.
- ✓ Çalışma ortamında oluşabilecek risk ve tehlikeleri etkileyebilecek ve bizim saptayamadığımız başka etmenler de olabilir.
- ✓ Değerlendirmeler çalışanların verdikleri yanıtlar üzerinden yapılacaktır. Dolayısıyla yanıtların tümüyle objektif olamama olasılığı da akılda bulundurulmalıdır.

4. BULGULAR

Bu bölümde araştırma kapsamına alınan 304 hemşireye ilişkin tanımlayıcı bilgiler, hastane çalışma ortamı kaynaklı risk ve tehlikeler, iş sağlığı ve güvenliği ile iş stresi ölçeğinde yer alan sorulara verdikleri yanıtlar, bunlara ilişkin bulgular ve yapılan istatistiksel analizlere yer verilmiştir.

4.1. Güvenilirlik

Güvenilirlik, bireylerin ölçme aracındaki sorulara verdikleri cevaplar arasındaki tutarlılık olarak tanımlanabilir. Güvenilirlik ölçme aracının ölçmek istediği özelliği ne derece doğru ölçtüğü ile ilgilidir. Güvenilirlik katsayısı 0,80 olan bir test için bireyler arası gözlenen test puanlarındaki farkların %80 oranında gerçek farkları, %20 oranında ise hatayı yansıttığı söylenebilir.[53]

İç uyum güvenilirliğinin sağlanması için en uygun yöntem "cronbach alfa katasayısı'"dır. Alfa katsayısının bulunabileceği aralıklar ve buna bağlı olarak da ölçeğin güvenilirlik durumu şöyledir.[54]

- ✓ $0,00 \leq \alpha < 0,40$ ise ölçek güvenilir değil,
- ✓ $0,40 \leq \alpha < 0,60$ ise ölçek düşük güvenilirlikte,
- ✓ $0,60 \leq \alpha < 0,80$ ise ölçek oldukça güvenilir,
- ✓ $0,80 \leq \alpha < 1,00$ ise ölçek yüksek derecede güvenilir bir ölçektir.

Tablo 2 incelendiğinde hastane çalışma ortamı kaynaklı risk ve tehlikeler ölçeğinin cronbach alfa değeri 0,59, iş stresi ölçeğinin cronbach alfa değeri 0,74, iş sağlığı ve güvenliği ölçeğinin cronbach alfa değeri 0,90 bulunmuştur. Bu sonuçlara göre hastane çalışma ortamı kaynaklı risk ve tehlikeler ölçeğinin güvenilirliği düşük çıkmış, iş stresi ölçeğinin güvenilirliği oldukça güvenilir çıkmış, iş sağlığı ve güvenliği ölçeğinin ise yüksek derecede güvenilir olduğu ortaya çıkmıştır.

Tablo 2. Güvenilirlik Tablosu

Ölçek	Alfa(α)
Hastane çalışma ortamı kaynaklı risk ve tehlikeler	0,595
İş stresi ölçeği	0,742
İş sağlığı ve güvenliği	0,901

4.2. Katılımcıları Tanımlayıcı Bilgiler

Araştırmaya katılan hemşirelerin tanımlayıcı bilgileri ve % değerleri Tablo 3'te verilmektedir. Buna göre katılımcıların %98'inin kadın, %2'sinin erkek olduğu saptanmıştır. Eğitim düzeyleri incelendiğinde % 2,6'sının lise, % 10,2'sinin ön lisans, %79,3'ünün lisans, % 7,6'sının lisansüstü eğitim düzeyinde oldukları görülmektedir. Katılımcıların medeni durumlarına bakıldığında % 54,6'sının evli, %43,8'inin bekar olduğu görülmektedir. Katılımcıların % 16,1'i 16-25 yaş, % 61,8'i 26-35 yaş, %15,5'i 36-45 yaş, %5,3'ü 46-55 yaş grubundadır. Burada katılımcı grubunun yarısından fazlasının genç olması dikkat çekicidir. Katılımcıların meslekte çalışma süreleri incelendiğinde % 1,3'ünün 1 yıldan az, % 41,8'inin 1-5 yıl, % 21,4'ünün 6-10 yıl, %17,1'inin 11-15 yıl, % 7,9'unun 16-20 yıl ve % 9,2'sinin 20 yıl ve üzeri hemşirelik mesleğini devam ettirdikleri görülmektedir. Çalışma sürelerine bakıldığında katılımcıların yaklaşık yarısının 1 ile 5 yıl arasında ilgili meslekte çalıştıkları anlaşılmaktadır. Katılımcıların %6,2'si ameliyathanelerde, %27,3'ü yoğun bakım birimlerinde, %30,3'ü dahili birimlerde, %24,3'ü cerrahi birimlerde, %4,3'ü acil serviste ve % 3'ü polikliniklerde çalışmaktadır. Katılımcıların çalıştıkları birimlerdeki çalışma süreleri incelendiğinde % 5,3'ünün 1 yıldan az, % 57,9'unun 1-5 yıl, % 23'ünün 6-10 yıl, %7,6'sının 11-15 yıl, % 3,3'ünün 16-20 yıl ve % 1,3'ünün 20 yıl ve üzeri ilgili hastanede çalıştıkları görülmektedir.

Tablo 3. Hemşirelerin Tanıtıcı Özelliklerinin Yüzde Dağılımı (N:304)

Tanıtıcı Özellikler	Sayı	%
Cinsiyeti		
Kadın	298	98,0
Erkek	6	2,0
Eğitim Durumu		
Lise	8	2,6
Ön lisans	31	10,2
Lisans	241	79,3
Lisansüstü	23	7,6
Medeni Durumu		
Evli	166	54,6
Bekar	133	43,8
Diğer	3	1,0
Yaşı		
16-25	49	16,1
26-35	188	61,8
36-45	47	15,5
46-55	16	5,3
Meslekte çalışma yılı		
1 yıldan az	4	1,3
1-5 yıl	127	41,8
6-10 yıl	65	21,4
11-15 yıl	52	17,1
16-20 yıl	24	7,9
20 yıl ve üzeri	28	9,2
Çalışılan birim		
Ameliyathane	19	6,2
Yoğun Bakım Birimleri	83	27,3
Dahili Birimler	92	30,3
Cerrahi Birimler	74	24,3
Hemodiyaliz	12	3,9
Acil Servis	13	4,3
Poliklinikler	9	3,0
Birimde çalışma yılı		
1 yıldan az	16	5,3
1-5 yıl	176	57,9
6-10 yıl	70	23,0
11-15 yıl	23	7,6
16-20 yıl	10	3,3
20 yıl ve üzeri	4	1,3

Tablo 4'te hemşirelerin "Gece nöbet tutuyor musunuz?" sorusuna verdikleri cevapların yüzde dağılımı verilmiştir. Hemşirelerin % 81,9'u gece nöbet tuttuğunu, %17,4'ü nöbet tutmadığını ifade ettiği görülmektedir.

Tablo 4. Hemşirelerin "Gece nöbet tutuyor musunuz?" Sorusuna Verdikleri Cevapların Yüzde Dağılımı (N:304)

Gece nöbet tutuyor musunuz?	Sayı	Yüzde
Evet	249	81,9
Hayır	53	17,4
Kayıp değer	2	0,7
Toplam	304	100,0

Tablo 5'te hemşirelerin "Bir ayda tuttuğunuz ortalama gece nöbet sayısı kaçtır?" sorusuna verdikleri cevapların yüzde dağılımı verilmiştir. Hemşirelerin % 39,5'inin 8 ve üzeri, %26'sının 6-7, %10,9'unun 4-5, %4,6'sının 2-3 arası gece nöbeti tuttuğu görülmektedir. Gece tutulan nöbet sayısına bakıldığında katılımcıların yaklaşık yarısından fazlasının 6-7 arası gece nöbeti ile 8 ve üzeri gece nöbeti tuttuğu görülmektedir.

Tablo 5. Hemşirelerin "Bir ayda tuttuğunuz ortalama gece nöbet sayısı kaçtır?" Sorusuna Verdikleri Cevapların Yüzde Dağılımı (N:304)

Gece nöbet sayısı	Sayı	Yüzde
2-3	14	4,6
4-5	33	10,9
6-7	79	26,0
8 ve üzeri	120	39,5
Kayıp değer	58	19,1
Toplam	304	100,0

Hastane çalışma ortamı kaynaklı risk ve tehlikeler ölçeğine ilişkin bulgular Tablo 6'da verilmiştir.

Katılımcıların Tablo 6'deki verilere ilişkin bulguları incelendiğinde, tedavi sürecinden önce ellerini yıkayanların ortalaması 4,24, ellerini yıkadıktan sonra kurulayanların ortalaması 4,85, el dezenfektanı kullananların ortalaması 3,48, hasta bakım/tedavi süreci sırasında eldiven kullananların ortalaması 4,56, hasta bakım/tedavi süreci sırasında koruyucu önlük giyenlerin ortalaması 2,32 olarak saptanmıştır. Vücudunu zorlayıcı pozisyonlarda çalışmamaya dikkat edenlerin ortalaması 3,15, tedavi hazırlarken ampulü el ile kıranların ortalaması 4,46, tedavi sonrası enjektör kapağını tekrar kapatanların ortalaması 2,79 olarak bulunmuştur. İğne ucunu muhafaza kutusuna atanların ortalaması 4,79, cilt/göz ve açık yaraya kimyasal sıçradığında bölgeyi 5 dk içinde yıkayanların ortalaması 4,66, bakım/tedavi uygulamalarından sonra ellerini yıkayanların ortalaması 4,82 olarak tespit edilmiştir.

Katılımcılar arasında hastanede hasta yakınları tarafından sözel şiddete maruz kalanların ortalaması 2,72, hasta yakınları tarafından fiziksel şiddete maruz kalanların ortalaması 1,31 olarak bulunmuştur. Katılımcılardan sağlığı olumsuz etkileyen boyun ağrısı yaşayanların ortalaması 3,05, bel ağrısı yaşayanların ortalaması 3,66, omuz veya kol ağrısı yaşayanların ortalaması 3,35 olarak saptanmıştır. Kemoterapi ilaçlarının olumsuz etkilerine maruz kalanların ortalaması 1,70, uykusuzluk problemi yaşayanların ortalaması 3,76, varis problemi yaşayanların ortalaması 3,51, lateks eldivenlerden dolayı deri ile ilgili sağlık problemi yaşayanların ortalaması 2,97, hastane kaynaklı viral enfeksiyon geçirenlerin ortalaması 2,24, enfekte kesici-delici-batıcı cisim yaralanması yaşayanların ortalaması 2,95 olarak bulunmuştur.

Tablo 6. Hastane Çalışma Ortamı Kaynaklı Risk ve Tehlikeler Ölçeğine İlişkin Bulgular

HASTANE ÇALIŞMA ORTAMI KAYNAKLI RİSK VE TEHLİKELER	N	Ort.	s.s
Tedavi sürecinden önce ellerinizi yıkıyor musunuz?	304	4,2401	,97404
Ellerinizi yıkadıktan sonra kuruluyor musunuz?	304	4,8586	,40180
El dezenfektanı kullanıyor musunuz?	303	3,4818	1,18720
Hasta bakım/tedavi süreci sırasında eldiven kullanıyor musunuz?	303	4,5644	,78583
Hasta bakım/tedavi süreci sırasında koruyucu önlük giyiyor	302	2,3245	1,32218
Vücudunuzu zorlayıcı pozisyonlarda çalışmamaya dikkat ediyor	303	3,1518	1,09638
Tedavi hazırlarken ampulü el ile mi kırıyorsunuz?	303	4,4653	1,04118
Tedavi sonrası enjektör kapağını tekrar kapatıyor musunuz?	303	2,7987	1,33064
İğne ucunu muhafaza kutusuna atıyor musunuz?	299	4,7993	,66038
Bir hastadan diğerine geçerken eldiven değiştiriyor musunuz?	302	4,2285	1,03307
Bakım/tedavi uygulamalarından sonra ellerinizi yıkıyor musunuz?	302	4,8278	,47196
Cilt/göz/açık yaraya kimyasal sıçradığında bölgeyi 5 dk içinde	303	4,6634	,70397
Hastanede hasta yakınları tarafından sözel şiddete maruz kaldınız	302	2,7285	1,29365
Hastanede hasta yakınları tarafından fiziksel şiddete maruz	303	1,3168	,78812
Hasta yakını tarafından tacize uğradınız mı?	303	1,3234	,78543
Sağlığınızı olumsuz etkileyen boyun ağrısı yaşadınız mı?	302	3,0563	1,32951
Sağlığınızı olumsuz etkileyen bel ağrısı yaşadınız mı?	303	3,6601	1,25015
Sağlığınızı olumsuz etkileyen omuz veya kol ağrısı yaşadınız mı?	303	3,3564	1,25743
Kemoterapi ilaçlarının olumsuz etkilerine maruz kaldınız mı?	301	1,7076	1,18641
Uykusuzluk problemi çektiniz mi?	301	3,7641	1,11990
Varis problemi yaşadınız mı?	302	3,5199	1,38259
Lateks eldivenlerden dolayı deri ile ilgili sağlık problemi yaşadınız mı?	303	2,9736	1,50693
Hastane kaynaklı viral enfeksiyon geçirdiniz mi?	296	2,2466	1,34668
Enfekte kesici-delici-batıcı cisim yaralanması yaşadınız mı?	304	2,9507	1,28749

Tablo 7'de hemşirelerin iş stresi puan ortalamaları verilmiştir. Hemşirelerin iş stresi puan ortalamasına bakıldığında (2,85 ± 0,54) puan ortalaması ile D (4.Grup) sağlık ve verimlilik açısından en elverişli stres düzeyinde oldukları görülmektedir. İş Stres Ölçeğinin değerlendirilmesinde elde edilen toplam puan ölçeğin soru sayısı 14'e bölünerek katılımcıların ölçek puanı elde edilmiştir. Daha sonra katılımcıların iş stres puanlarının ortalaması alınmıştır.

Tablo 7. Hemşirelerin İş Stresi Puan Ortalamaları

	N	Min.	Maks.	Ort.	s.s
İş Stresi Puan Ortalaması	304	1,29	4,93	2,8576	,54259

4.3. Korelasyon Analizleri

Değişkenler arasındaki ilişkinin incelenmesi, değişkenlerin ölçme yapısına, dağılımın özelliklerine, aralarındaki ilişkinin doğrusal olup olmamasına, değişken sayısına ve kontrol durumuna bağlı olarak farklı istatistiksel teknikler kullanılarak yapılmaktadır. Korelasyon katsayısı, değişkenler arasındaki ilişkinin düzeyini ya da miktarını ve yönünü açıklayan bir sayı olarak tanımlanmaktadır.

H_0: Hemşirelerin stres puanı ile hastane ortamında çalışmayı riskli ve tehlikeli bulmaları arasında anlamlı bir ilişki vardır.

Tablo 8'deki verilere göre, H_0 hipotezi kabul edilir. Hemşirelerin stres puanı ile hastane ortamında çalışmayı genel olarak riskli ve tehlikeli bulmaları arasında anlamlı bir ilişki bulunmuştur ($p<0,05$). Değişkenler arasında doğru yönlü (pozitif) orta düzeyde bir ilişki saptanmıştır($r=0,305$). Bu sonuca göre katılımcıların stres puanı arttıkça hastane ortamında çalışmayı genel olarak riskli ve tehlikeli bulma düzeyleri de artmaktadır diyebiliriz.

H_1: Hemşirelerin stres puanı ile hastane ortamında çalışırken strese maruz kalmaları arasında anlamlı bir ilişki vardır.

H_1 hipotezi kabul edilir. Hemşirelerin stres puanı ile hastane ortamında çalışırken genel olarak strese maruz kalmaları arasında pozitif orta düzeyde anlamlı bir ilişki saptanmıştır ($p<0,05$, $r=0,394$). Stres puanı arttıkça katılımcıların hastane ortamında çalışırken genel olarak strese maruz kalma durumları da artmaktadır. Hemşirelerin stres puanı ile çalıştıkları hastanede iş sağlığı ve güvenliği sistemini yeterli bulmaları arasında anlamlı, fakat ters yönlü (negatif) bir ilişki saptanmıştır ($p<0,05$, $r=-0,165$). Bu sonuca göre stres puanı arttıkça katılımcıların çalıştıkları hastanede iş sağlığı ve güvenliği sistemini yeterli bulmadıkları ya da stres puanı azaldıkça katılımcıların çalıştıkları hastanede iş sağlığı ve güvenliği sistemini yeterli buldukları sonucuna varabiliriz.

Tablo 8. Basit Korelasyon Analizi

		STRES PUANI	Genel olarak hastane ortamında çalışırken strese maruz kalırım	Genel olarak hastanemizde iş sağlığı ve güvenliği sistemini yeterli buluyorum	Genel olarak hastane ortamında çalışmayı riskli ve tehlikeli buluyorum
STRES PUANI	Korelesyon Katsayısı	1	,394**	-,165**	,305**
	Anlamlılık Düzeyi		,000	,004	,000
	Sayı	304	304	304	304
Genel olarak hastane ortamında çalışırken strese maruz kalırım	Korelesyon Katsayısı	,394**	1	-,262**	,426**
	Anlamlılık Düzeyi	,000		,000	,000
	Sayı	304	304	304	304
Genel olarak hastanemizde iş sağlığı ve güvenliği sistemini yeterli buluyorum	Korelesyon Katsayısı	-,165**	-,262**	1	-,158**
	Anlamlılık Düzeyi	,004	,000		,006
	Sayı	304	304	304	304
Genel olarak hastane ortamında çalışmayı riskli ve tehlikeli buluyorum	Korelesyon Katsayısı	,305**	,426**	-,158**	1
	Anlamlılık Düzeyi	,000	,000	,006	
	Sayı	304	304	304	304

**p<0.01

4.4. Bağımsız Örneklemler İçin T-Testi Analizi

Birbirinden bağımsız iki grubun veya örneklemin bağımlı bir değişkene göre ortalamalarının karşılaştırılarak, ortalamalar arasındaki farkın belirli bir güven düzeyinde (%95, %99 gibi) anlamlı olup olmadığını test etmek için kullanılan istatistiksel bir tekniktir.[55]

Katılımcılar açısından söz konusu t-testinin yapılabilmesi için medeni durumda diğer (dul) grubunun sayısının yeterli olmaması (N:3) nedeni ile medeni durumu diğer olan hemşireler bekar grubuna dahil edilmiştir.

Medeni durum değişkenine göre katılımcıların hastane ortamında karşılaştıkları risk ve tehlikelere ilişkin bazı bulgularının değişip değişmediğini belirlemek için yapılan t-testi sonuçları Tablo 9'da verilmiştir. Sonuçlara göre evli ve bekar olma durumları bakımından 0,05 anlamlılık düzeyinde önemli bir fark bulunmaktadır. Evli olanların sağlığı olumsuz etkileyen boyun ağrısı yaşama oranlarının (ort=3,24), bekar olanlara göre (ort=2,82) daha yüksek olduğu bulunmuştur. Sağlığı olumsuz etkileyen bel ağrısı yaşayanlarda evli olanların oranı (ort=3,80), bekar olanlara göre (ort=3,48) daha yüksektir. Uykusuzluk problemi çekenlerde bekar olanların oranı (ort=3,91), evli olanlara göre (ort=3,64) daha yüksek bulunmuştur. Hastane kaynaklı viral enfeksiyon geçirenlerde evli olanların oranı (ort=2,42), bekar olanlara göre (ort=1,99) daha yüksek olduğu görülmüştür.

Hastanede hasta yakınları tarafından sözel ve fiziksel şiddete maruz kalanlarda, hasta yakını tarafından tacize uğrayanlarda, sağlığını olumsuz etkileyen omuz veya kol ağrısı yaşayanlarda, kemoterapi ilaçlarının olumsuz etkilerine maruz kalanlarda, lateks eldivenlerden dolayı deri ile ilgili sağlık problemi yaşayanlarda, enfekte kesici-delici-batıcı cisim yaralanması yaşayanlarda evli ve bekar olma durumları bakımından 0,05 anlamlılık düzeyinde önemli bir fark bulunmamaktadır.

Tablo 9. Medeni Duruma Göre Risk ve Tehlikelerin Değişip Değişmediğinin Belirlenebilmesi İçin Yapılan t-Testi

	Medeni durum	N	Ortalama Değer	Standart Sapma	t değeri	Anlamlılık Düzeyi
Hastanede hasta yakınları tarafından sözel şiddete maruz kaldınız mı?	evli	164	2,7439	1,23160	,267	,789
	bekar	135	2,7037	1,36630	,265	,792
Hastanede hasta yakınları tarafından fiziksel şiddete maruz kaldınız mı?	evli	165	1,2667	,69082	-1,292	,197
	bekar	135	1,3852	,89764	-1,259	,209
Hasta yakını tarafından tacize uğradınız mı?	evli	165	1,2485	,59884	-1,538	,125
	bekar	135	1,3852	,93030	-1,475	,142
Sağlığınızı olumsuz etkileyen boyun ağrısı yaşadınız mı?	evli	165	3,2485	1,22178	2,741	,006*
	bekar	134	2,8284	1,42758	2,698	,007*
Sağlığınızı olumsuz etkileyen bel ağrısı yaşadınız mı?	evli	166	3,8012	1,20715	2,163	,031*
	bekar	135	3,4889	1,29215	2,148	,033*
Sağlığınızı olumsuz etkileyen omuz veya kol ağrısı yaşadınız mı?	evli	165	3,4242	1,22550	,976	,330
	bekar	135	3,2815	1,30242	,970	,333
Kemoterapi ilaçlarının olumsuz etkilerine maruz kaldınız mı?	evli	164	1,6585	,94277	-,754	,451
	bekar	135	1,7630	1,43624	-,726	,469
Uykusuzluk problemi çektiniz mi?	evli	165	3,6424	1,16321	-2,121	,035*
	bekar	133	3,9173	1,04479	-2,146	,033*
Varis problemi yaşadınız mı?	evli	165	3,6121	1,36858	1,350	,178
	bekar	134	3,3955	1,39289	1,348	,179
Lateks eldivenlerden dolayı deri ile ilgili sağlık problemi yaşadınız mı?	evli	165	3,0242	1,48139	,603	,547
	bekar	135	2,9185	1,54559	,601	,549
Hastane kaynaklı viral enfeksiyon geçirdiniz mi?	evli	161	2,4286	1,32625	2,794	,006*
	bekar	132	1,9924	1,33363	2,792	,006*
Enfekte kesici-delici-batıcı cisim yaralanması yaşadınız mı?	evli	166	3,0301	1,28121	1,092	,276
	bekar	135	2,8667	1,30327	1,090	,276

*p<0.05

4.5. Bağımsız Örneklemler İçin Tek-Faktörlü Varyans Analizi (One-Way Anova)

Bağımsız örneklemler için tek-faktörlü varyans analizi tek bir değişkene ilişkin iki ve daha fazla grubun bağımlı bir değişkene göre ortalamalarının karşılaştırılarak, ortalamalar arasındaki farkın belirli bir güven düzeyinde (%95, %99 gibi) anlamlı olup olmadığını test etmek için kullanılan istatistiksel bir tekniktir.[52]

4.5.1.Hemşirelerin Eğitim Durumları İle Ölçeklerin Genel Sorularının Karşılaştırılması

H_2: Hemşirelerin hastane ortamında çalışırken strese maruz kalmaları eğitim düzeyine göre anlamlı bir farklılık gösterir.

H_3: Hemşirelerin çalıştıkları hastanede iş sağlığı ve güvenliği sistemini yeterli bulmaları eğitim düzeyine göre anlamlı bir farklılık gösterir.

H_4: Hemşirelerin hastane ortamında çalışmayı riskli ve tehlike bulmaları eğitim düzeyine göre anlamlı bir farklılık gösterir.

Farklı eğitim düzeyine sahip hemşireler arasında ölçeklerin genel soruları açısından anlamlı bir farklılık olup olmadığına ilişkin bulgular Tablo 10'da verilmiştir. Katılımcılar açısından söz konusu varyans analizinin yapılabilmesi için lise grubunun sayısının yeterli olmaması (N:9) nedeni ile eğitim durumu lise olan hemşireler ön lisans grubuna dahil edilmiştir.

Tablo 10. Hemşirelerin Eğitim Durumları İle Ölçeklerin Genel Sorularına İlişkin Bazı İstatistikler

	Eğitim Düzeyi	N	Ort.	s.s
Genel olarak hastane ortamında çalışırken strese maruz kalırım	ön lisans	40	4,200	,911
	lisans	240	4,241	,818
	lisans üstü	23	3,869	,919
	Toplam	303	4,207	,841
Genel olarak hastanemizde iş sağlığı ve güvenliği sistemini yeterli buluyorum	ön lisans	40	3,325	1,141
	lisans	240	2,575	1,151
	lisans üstü	23	2,739	1,009
	Toplam	303	2,686	1,164
Genel olarak hastane ortamında çalışmayı riskli ve tehlikeli buluyorum	ön lisans	40	3,975	1,165
	lisans	240	4,308	,870
	lisans üstü	23	4,043	,877
	Toplam	303	4,244	,920

Tablo 11'deki sonuçlara göre, H_2 ve H_4 hipotezleri reddedilir. Farklı eğitim düzeyine sahip hemşireler arasında "Genel olarak hastane ortamında çalışırken strese maruz kalırım" ve "Genel olarak hastane ortamında çalışmayı riskli ve tehlikeli buluyorum" sorularına verdikleri cevaplarda anlamlı bir fark görülmemiştir ($p>0,05$). Tablo 11'deki sonuçlara göre, H_3 hipotezi kabul edilir. Farklı eğitim düzeyine sahip hemşireler arasında "Genel olarak hastanemizde iş sağlığı ve güvenliği sistemini yeterli buluyorum" sorusuna verdikleri cevaplarda ise anlamlı bir farklılık bulunmuştur. Bir diğer anlatımla, hemşirelerin çalıştıkları hastanede iş sağlığı ve güvenliği sistemini yeterli bulmaları, eğitim düzeyine göre 0,05 anlamlılık düzeyinde önemli bir farklılık göstermektedir ($F=5,284$; $P<0,05$).

Tablo 11. Ölçeklerin Genel Soruları İçin Tek-Faktörlü Varyans Analizi

	Varyans Kaynağı	Kareler Toplamı	Serbestlik Derecesi	Kareler Ortalaması	F	p
Genel olarak hastane ortamında çalışırken strese maruz kalırım	Gruplararası	2,909	2	1,454	2,068	,128
	Grupliçi	210,992	300	,703		
	Genel	213,901	302			
Genel olarak hastanemizde iş sağlığı ve güvenliği sistemini yeterli buluyorum	Gruplararası	19,355	2	9,677	7,447	,000
	Grupliçi	389,860	300	1,300		
	Genel	409,215	302			
Genel olarak hastane ortamında çalışmayı riskli ve tehlikeli buluyorum	Gruplararası	4,813	2	2,406	2,875	,058
	Grupliçi	251,115	300	,837		
	Genel	255,927	302			

*p<0.05

Farklılıkların hangi ikili gruptan kaynaklandığını gösteren çoklu karşılaştırma testi (Tukey testi) sonuçlarına ilişkin Tablo 12 incelendiğinde, genel sorulardan sadece katılımcıların genel olarak hastanede iş sağlığı ve güvenliği sistemini yeterli bulmalarında eğitim durumuna göre anlamlı bir fark saptanmıştır. Buna göre, ön lisans grubunda 3,32 ortalama ile lisans grubunda 2,57 ortalama ile aralarında anlamlı bir fark görülmekte iken, ön lisans-lisansüstü, lisans-lisansüstü grupları arasında anlamlı bir fark olmadığı görülmektedir.

Tablo 12. Çoklu Karşılaştırma- Tukey Testi- Sonuçları

	Eğitim Durumu(I)	Eğitim Durumu (J)	Ortalama Fark (I-J)	Anlamlılık Düzeyi
Genel olarak hastane ortamında çalışırken strese maruz kalırım	ön lisans	lisans	-,04167	,954
		lisans üstü	,33043	,290
	lisans	ön lisans	,04167	,954
		lisans üstü	,37210	,106
	lisans üstü	ön lisans	-,33043	,290
		lisans	-,37210	,106
Genel olarak hastanemizde iş sağlığı ve güvenliği sistemini yeterli buluyorum	ön lisans	lisans	,75000	,000*
		lisans üstü	,58587	,123
	lisans	ön lisans	-,75000	,000*
		lisans üstü	-,16413	,787
	lisans üstü	ön lisans	-,58587	,123
		lisans	,16413	,787
Genel olarak hastane ortamında çalışmayı riskli ve tehlikeli buluyorum	ön lisans	lisans	-,33333	,085
		lisans üstü	-,06848	,956
	lisans	ön lisans	,33333	,085
		lisans üstü	,26486	,382
	lisans üstü	ön lisans	,06848	,956
		lisans	-,26486	,382

*$p<0.05$

4.5.2. Hemşirelerin Yaş Grupları İle İş Stres Ölçeğinin Karşılaştırılması

Hemşirelerin iş stresi ile ilgili olarak sorulan sorulara verdikleri cevapların yaşa göre incelenmesine ilişkin bulgular Tablo 13'te verilmiştir. Yalnızca gruplar arasında anlamlı farklılık gösterenler tabloda gösterilmiştir.

Tablo 13. Hemşirelerin Yaş Grupları İle İş Stres Ölçeğine İlişkin Bazı İstatistikler

	Yaş	N	Ort.	s.s
Kariyerinizle ilgili işyerinizde endişeleriniz oluyor mu?	16-25	49	3,2245	1,02602
	26-35	185	3,3892	1,30213
	36-45	47	2,7447	1,15096
	46-55	17	2,1765	1,01460
	Toplam	298	3,1913	1,26344
Bitirilemeyecek kadar ağır iş yükünüzün olduğunu hisseder misiniz?	16-25	49	3,6531	,96934
	26-35	187	3,8663	,98280
	36-45	47	3,4255	,99443
	46-55	17	2,8235	1,18508
	Toplam	300	3,7033	1,02575
İşinizle ilgili bilgileri elde etmek konusunda güçlükle karşılaşır mısınız?	16-25	49	1,9184	,78626
	26-35	186	2,2097	1,02092
	36-45	47	2,4894	1,15857
	46-55	17	2,6471	,93148
	Toplam	299	2,2308	1,01842
İş yükünüzün işinizin kalitesini olumsuz etkilediğini düşünür müsünüz?	16-25	48	3.7708	1.15297
	26-35	186	4,1505	,95800
	36-45	47	3,5532	1,03857
	46-55	17	2,9412	1,19742
	Toplam	298	3,9262	1,06739
İşinizin aile hayatınıza engel olduğunu düşünür müsünüz?	16-25	48	3,6250	1,26533
	26-35	186	4,1398	,93104
	36-45	46	3,4565	1,32843
	46-55	17	2,8235	1,28624
	Toplam	297	3,8754	1,13957

Farklı yaş gruplarındaki hemşireler arasında iş stresi düzeyleri ile ilgili bilgileri sorgulayan soruların cevapları ve varyans analizi Tablo 14'te verilmiştir. Elde edilen sonuçlara göre anlamlı bir farklılık bulunmuştur ($p<0,05$). Bu nedenle farklı yaş gruplarında bulunan hemşireler arasında iş stresi düzeyi açısından bir fark olduğu söylenebilir.

Tablo 14. Bağımsız Örneklemler İçin Tek-Faktörlü Varyans Analizi (ANOVA)

	Varyans Kaynağı	Kareler Toplamı	Serbestlik Derecesi	Kareler Ortalaması	F değeri	Anlamlılık Düzeyi
Kariyerinizle ilgili işyerinizde endişeleriniz oluyor mu?	Gruplararası	42,263	1	42,263	28,893	,000
	Gruplariçi	435,907	298	1,463		
	Genel	478,170	299			
Bitirilemeyecek kadar ağır iş yükünüzün olduğunu hisseder misiniz?	Gruplararası	21,877	3	7,292	7,374	,000
	Gruplariçi	292,720	296	,989		
	Genel	314,597	299			
İşinizle ilgili bilgileri elde etmek konusunda güçlükle karşılaşır mısınız?	Gruplararası	10,954	3	3,651	3,613	,014
	Gruplariçi	298,123	295	1,011		
	Genel	309,077	298			
İşte çevrenizdekiler tarafından hoşlanılmadığınızı hisseder misiniz?	Gruplararası	8,571	3	2,857	2,788	,041
	Gruplariçi	302,338	295	1,025		
	Genel	310,910	298			
İş yükünüzün işinizin kalitesini olumsuz etkilediğini düşünür müsünüz?	Gruplararası	33,554	3	11,185	10,787	,000
	Gruplariçi	304,822	294	1,037		
	Genel	338,376	297			
İşinizin aile hayatınıza engel olduğunu düşünür müsünüz?	Gruplararası	42,891	3	14,297	12,267	,000
	Gruplariçi	341,499	293	1,166		
	Genel	384,391	296			

$^*p<0.05$

Hemşirelerin yaş gruplarının iş stresine etkisine ilişkin bulgular Tablo 15'te verilmiştir. Verilere göre Hemşirelerin "Kariyerinizle ilgili işyerinizde endişeleriniz oluyor mu?" sorusuna verdikleri cevaplarda 26-35 yaş grubu 3,38 ortalama ile 36-45 yaş grubu 2,74 ortalama ile aralarında anlamlı bir fark olduğu saptanmıştır ($P<0.05$). Buna göre 26-35 yaş grubu hemşirelerin, 36-45 yaş grubuna göre kariyer konusunda daha fazla endişe duyduğunu söyleyebiliriz.

Hemşirelerin "Bitirilemeyecek kadar ağır iş yükünüzün olduğunu hisseder misiniz?" sorusuna verdikleri cevaplarda 26-35 yaş grubu 3,86 ortalama ile 46-55 yaş grubu 2,82 ortalama ile aralarında anlamlı bir farklılık bulunmuştur ($P<0.05$). Buna göre 26-35 yaş grubu hemşirelerin, 46-55 yaş grubuna göre iş yükünün bitirilemeyecek kadar ağır olduğunu hissettiği sonucu ortaya çıkmaktadır.

Hemşirelerin "İş yükünüzün işinizin kalitesini olumsuz etkilediğini düşünür müsünüz?" sorusuna verdikleri cevaplarda 16-25 yaş grubu 3,77 ortalama ile 46-55 yaş grubu 2,94 ortalama ile aralarında anlamlı bir farklılık bulunmuştur ($P<0.05$). İş tecrübesi az olan hemşirelerin deneyimli hemşirelere göre iş yükünün işin kalitesini olumsuz etkilediğini düşündüğü görülmektedir. Yine 26-35 yaş grubunun 4,15 ortalama ile 36-45 yaş grubunun 3,55 ortalama ile aralarında anlamlı bir fark olduğu saptanmıştır ($P<0.05$). Buna göre 26-35 yaş grubu hemşirelerin 36-45 yaş grubuna göre iş yükünün işinin kalitesine etki ettiğini düşündüğü sonucu ortaya çıkmaktadır.

Hemşirelerin "İşinizin aile hayatınıza engel olduğunu düşünür müsünüz?" sorusuna verdikleri cevaplarda ise 26-35 yaş grubunun 4,13 ortalama ile 46-55 yaş grubu 2,82 ortalama ile aralarında anlamlı bir farklılık bulunmuştur ($P<0.05$). Bu sonuca göre 26-35 yaş grubu hemşireler 46-55 yaş grubuna göre işinin aile hayatına engel olduğunu düşündüğü görülmektedir.

Tablo 15. Yaş Grupları İle İş Stres Ölçeği, Çoklu Karşılaştırma- Tukey Testi Sonuçları

	Yaş (I)	Yaş (J)	Ortalama Fark (I-J)	Anlamlılık Düzeyi
Kariyerinizle ilgili işyerinizde endişeleriniz oluyor mu?	16-25	26-35	-,16470	,836
		36-45	,47981	,221
		46-55	1,04802	,014*
	26-35	16-25	,16470	,836
		36-45	,64451	,008*
		46-55	1,21272	,001*
	36-45	16-25	-,47981	,221
		26-35	-,64451	,008*
		46-55	,56821	,357
	46-55	16-25	-1,04802	,014*
		26-35	-1,2127	,001*
		36-45	-,56821	,357
Bitirilemeyecek kadar ağır iş yükünüzün olduğunu hisseder misiniz?	16-25	26-35	-,21325	,541
		36-45	,22753	,677
		46-55	,82953	,017*
	26-35	16-25	,21325	,541
		36-45	,44078	,035*
		46-55	1,0427	,000*
	36-45	16-25	-,22753	,677
		26-35	-,44078	,035*
		46-55	,60200	,143
	46-55	16-25	-,82953	,017*
		26-35	-1,04278	,000*
		36-45	-,60200	,143

Tablo 15'in Devamı: Yaş Grupları İle İş Stres Ölçeği, Çoklu Karşılaştırma- Tukey Testi Sonuçları

	Yaş (I)	Yaş (J)	Ortalama Fark (I-J)	Anlamlılık Düzeyi
İş yükünüzün işinizin kalitesini olumsuz etkilediğini düşünür müsünüz?	16-25	26-35	-,37970	,100
		36-45	,21764	,725
		46-55	,82966	,022*
	26-35	16-25	,37970	,100
		36-45	,59735	,002*
		46-55	1,20936	,000*
	36-45	16-25	-,21764	,725
		26-35	-,59735	,002*
		46-55	,61202	,148
	46-55	16-25	-,82966	,022*
		26-35	-1,20936	,000*
		36-45	-,61202	,148
İşinizin aile hayatınıza engel olduğunu düşünür müsünüz?	16-25	26-35	-,51478	,018*
		36-45	,16848	,874
		46-55	,80147	,044*
	26-35	16-25	,51478	,018*
		36-45	,68326	,001*
		46-55	1,31626	,000*
	36-45	16-25	-,16848	,874
		26-35	-,68326	,001*
		46-55	,63299	,167
	46-55	16-25	-,80147	,044*
		26-35	-1,31626	,000*
		36-45	-,63299	,167

*p<0.05

5. TARTIŞMA

Yapılan çalışma sonucunda, anketin uygulandığı DEUH'nde çalışan hemşirelerin (n=304) %79,3 oranında lisans mezunu olduğu, %61,8'inin 26-35 yaş grubunda olduğu görülmektedir.

Araştırmamızda katılımcılardan sağlığı olumsuz etkileyen boyun ağrısı yaşayanların ortalaması 3,05, bel ağrısı yaşayanların ortalaması 3,66, omuz veya kol ağrısı yaşayanların ortalaması 3,35 olarak saptanmıştır. Devebakan (2007)[56] tarafından yapılan benzer bir çalışmada araştırmaya katılanların % 64'ünün boyun, bel, omuz veya kol ağrısı çektiği saptanmıştır. Yine Alçelik ve arkadaşları (2005)[32] tarafından yapılan benzer bir çalışmada hemşirelerin %38,2'inde boyun ağrısı, %52,9'unda bel ağrısı, %38,2'inde omuz ağrısı, %30,8'inde ise kol ağrısı yaşadığı saptandığı görülmektedir.

Gece nöbetlerinin hemşirelerin sağlığı üzerine olumsuz etkilerinin fazla olması, araştırmamıza katılan hemşirelerin üniversite hastanesi gibi yoğun hasta yükünün olduğu bir kurumda çalışmaları, dolayısıyla fazla iş yükü, eleman eksikliği ve durumu ağır hastalara bakım vermenin getirdiği strese bağlı olduğu düşünülebilir. Çalışmamızda hemşirelerin %81,9'unun gece nöbeti tuttuğu, % 39,5'inin 8 ve üzeri gece nöbeti tuttuğu saptanmıştır. Arcak ve Kasımoğlu (2006)[57] tarafından 320 hemşire üzerinde yapılan bir çalışmada, hemşirelerin %26'sı personel yetersizliği, %18'i çalışma saatlerinin uzunluğu ve %23'ü de gece nöbetlerinin fazlalığından şikayet ettiğini ifade etmiştir. Özabacı (1990)'nın[55] yaptığı çalışmada da gece nöbetlerinin hemşirelerin sağlığı üzerinde en fazla %91,2 ile yorgunluğa, %78,0 ile sinirlilik ajitasyon ve uykusuzluğa neden olduğu belirtilmiştir.

Sağlıklı bir insan için günde ortalama 6-8 saat uyku yeterli olabilir. Ancak hemşirelik gibi çalışma saati ve koşulları ağır olan bir meslek için yeterli olmayabilir. Uyku ihtiyacının belirlenmesinde yaş önemli bir etkendir. İleri yaşlarda uykuya ihtiyaç azalır. Bu araştırmaya katılan hemşirelerin genç yaş grubunda olması ve tedavi edici sağlık hizmetleri gibi çok zorlu bir alanda çalışmaları, uyku süresini yetersiz kılabilir. Nitekim araştırmaya katılan hemşirelerin %68,1'i bu uyku süresini yetersiz bulmuştur. Özabacı'nın[58] çalışmasında da hemşirelerin büyük çoğunluğu uyku süresini yetersiz bulduğu görülmektedir.

Araştırmamızda hemşirelerin iş stresi puan ortalamasına bakıldığında (2,85±0,54) puan ortalaması ile sağlık ve verimlilik açısından en elverişli stres düzeyinde oldukları görülmektedir. Uygun olmayan çalışma ortamı, uygun olmayan çalışma saatleri, hemşire başına düşen hasta sayısının çok olması, mesleği istemeyerek seçme ve çalışma, haftalık ortalama çalışma suresinin uzun olması, kararlara katılmama ve mesleğin kişisel gelişimine katkıda bulunmaması hemşirelerde iş stresini arttıran başlıca faktörlerdir (Sever 1997, Nehir 2003). [59,60] Çalışmamızda elverişli iş stresi düzeyinde oldukları bulgusu sonucunda araştırmamıza katılan hemşirelerin iş stresi faktörlerini risk oluşturacak boyutta algılamadıklarını söyleyebiliriz. Bartram ve ark. (2004)'nın[61] hemşirelerde iş stresini ve iş doyumunu etkileyen faktörleri belirlemek için yaptıkları çalışmalarında, sosyal destek ve yöneticileri tarafından yetki verilmesi en önemli iki faktör olarak bulunmuştur. Yöneticilerin ve çalışma arkadaşlarının sosyal desteğini almanın, yöneticilerin kendi kararlarını vermesine olanak tanımasının hemşirelerin iş stresini önemli ölçüde düşürdüğü saptanmıştır. Çalışmamızda hemşirelerin yaş grupları ile iş stresi arasında anlamlı fark bulunmuştur. Benzer bir çalışmada, Draper ve ark. (2004)'nın[62] çalışmasında erkek hemşirelerin iş doyumu ve iş stresleri arasında negatif korelasyon bulmuştur. Rodham ve ark. (2002)'nın[63] araştırmasında; alt düzey yönetici hemşirelerin iş stresi etkenlerinin ve iş stresinin çalışanların performansını ne kadar etkilediğinin farkında olmadıkları belirtilmektedir. Işıkhan ve ark (2004)'nın[64] çalışmasında da evlilik, yaş, terfide adaletsizlik, görevler arasında dengesizlik, meslektaşlar ile çatışma, takdir edilmeme, uzun ve yorucu çalışma saatleri ve personel eksikliğinin iş stresine neden olduğu belirtilmiştir.

Sürekli gündüz çalışan hemşirelerin gece nöbetlerinin olmaması, düzenli iş ve uyku saatleri, düzenli aile yaşantısının ve aile üyeleri ile daha fazla paylaşımlarının olması nedeni ile iş stresini daha az yaşadığı düşünülebilir. Buna karşılık gündüz ve nöbet şeklinde çalışan hemşirelerin düzenli çalışma saatlerinin ve düzenli bir sosyal yaşantılarının olmaması iş stresini daha fazla yaşamalarına neden olabilir.

Çalışmamızda hemşirelerin % 95,8'inin (ort:4,79) iğne uçlarını muhafaza kutularına attıklarını söylemelerine rağmen kesici-delici cisim yaralanmalarının sık yaşandığı görülmektedir. Enfekte kesici-delici-batıcı cisim yaralanması yaşayanların ortalaması 2,95 (%59) olarak bulunmuştur. Devebakan (2007)[56] tarafından yapılan çalışmada katılımcıların % 50'si enfekte kesici-delici-batıcı cisim ile yaralandığını belirtmiştir. Bu durum hemşirelerin enjeksiyon uygulamaları sonrası iğne kapaklarını kapatmada yanlış bir yöntem uyguladıklarını göstermektedir. CDC' nin yapmış olduğu araştırmada sağlık çalışanlarının kullanmış olduğu kesici-delici aletler tanımlanarak beş yıllık izlem periyodunda 5000 perkütan yaralanma saptanmış ve %62 'si enjektör iğnesi ile meydana geldiği görülmüştür. Kesici-delici yaralanmalar %38 perkütan aletlerin kullanımı sırasında, %42 disposbl aletlerin kullanımı öncesi ve sonrasında oluşmuştur. Yine CDC'nin tahminlerine göre, hastane çalışanlarında her yıl 385 bin enjektör yaralanması ve günde ortalama 1000 kesici alet yaralanması olmaktadır.[33]

Özkan'ın (2005) 88 hemşireye uyguladığı çalışmasında hemşirelerin 62'si kesici-delici-batıcı cisim yaralanması geçirdiğini ve 55'i de hasta yakınlarının saldırısı, şiddeti ve tehdidi ile karşılaştığını ifade etmiştir.[65] Kesici-delici-cisim yaralanmaları ile sık karşılaşılması ise kesici delice aletlerin, enjektörlerin amaca uygun şekilde muhafaza kutularına atılmıyor olması ya da bu uygulamanın zayıf olmasından kaynaklanıyor olabilir.

Araştırmamızda katılımcılar arasında hastanede hasta yakınları tarafından sözel şiddete maruz kalanların ortalaması 2,72, hasta yakınları tarafından fiziksel şiddete maruz kalanların ortalaması 1,31 olarak bulunmuştur. Devebakan (2007)[56] tarafından yapılan çalışmada katılımcılardan hasta yakınları tarafından sözel veya fiziksel şiddete maruz kalanların oranı % 32,1, hastalar tarafından sözel veya fiziksel şiddete maruz kalanların oranı %30,8 olarak tespit edilmiştir. Bolu'da yapılmış tek merkezli bir çalışmada şehir merkezindeki devlet hastanesi ve üniversite hastanesindeki çalışanlara uygulanmış, uzman doktor, hemşire ve diğer çalışanlardan oluşan grubun %87,1'inin şiddet davranışına maruz kaldığı; sözel şiddetin %46,9, saldırgan davranışın %33,5, fiziksel saldırının %19,4 olduğu gösterilmiştir.[66]

Ayrancı ve ark (2006)[67]'nın yapmış olduğu çok merkezli bir çalışmada son bir yıl içinde katılımcıların en az bir kez şiddete maruz kalma oranı %49,5 olarak belirtilmiştir. Olguların %48,3'ünün 1-5 kez arasında şiddete maruz kaldıkları saptanmıştır. Çalışmada sözel şiddetin %72,4, fiziksel şiddetin %11.7 sıklığında görüldüğü; cinsel şiddet oranının çok düşük olduğu (%0,025) belirtilmiştir. Çalışmada değinilen bir başka nokta da çalışanın şiddete uğrama sırasında genellikle yardım alamadığıdır. Şiddete maruz kalan çalışanların yarıdan fazlasında olay sonrasında yüksek oranlarda anksiyete ve huzursuzluk hissettikleri gösterilmiştir. Hayat ile ölüm arasındaki çizginin yüksek gerilimle yaşandığı yerler olan hastanelerde şiddetten korunmanın en iyi yolu olay ortaya çıkmadan önlem almak veya yardım aramak, sağlık çalışanlarına şiddet ve şiddetin risk faktörleri konusunda eğitim vermek gerekmektedir.

Araştırmamızın sonuçlarına göre katılımcılar arasında kemoterapi ilaçlarının olumsuz etkilerine maruz kalanların ortalaması 1,70, varis problemi yaşayanların ortalaması 3,51, lateks eldivenlerden dolayı deri ile ilgili sağlık problemi yaşayanların ortalaması 2,97 olarak tespit edilmiştir. Devebakan (2007)[56] tarafından yapılan çalışmada katılımcıların % 5'i kemoterapi ilaçlarının olumsuz etkilerine maruz kaldıklarını, % 44 'ü varis problemi yaşadıklarını, yaklaşık % 40'ı kullandıkları eldivenlerden (lateks) dolayı deri problemi yaşadıklarını ifade etmişlerdir.

Bu konuyla ilgili olarak yapılan çalışmalarda olduğu gibi bizim araştırmamızın bulguları da mevcut tehlike ve risklerin önlenememesi durumunda başta hemşireler olmak üzere, tüm sağlık çalışanlarının hastanelerdeki tehlike ve riskler nedeniyle iş kazalarına ve meslek hastalıklarına ya da hastalıklara maruz kalabileceklerini ortaya koymaktadır.

Çalışmamızda 26-35 yaş grubu hemşirelerin 3,38 ortalama ile kariyerleri ile ilgili işyerinde endişeleri olduğu, 36-45 yaş grubu hemşirelerin 2,74 ortalama ile kariyer endişelerinin 26-35 yaş grubuna göre daha az olduğu saptanmıştır. Bu durum 26-35 yaş grubu hemşirelerin kariyer konusunda daha fazla endişe duyduğunu göstermektedir.

Yine çalışmamızda 26-35 yaş grubu hemşirelerin 3,86 ortalama ile 46-55 yaş grubu hemşirelere göre (ort:2,82) bitirilemeyecek kadar ağır iş yüklerinin olduğunu hissettikleri saptanmıştır. Bu durum servis içindeki rutin ve bazen de temel hemşirelik uygulamalarına dahil olmayan işlerin daha fazla strese neden olduğunu ve hastanın duygusal ihtiyaçları ve hasta yakınlarının ihtiyaçlarının ikinci plana atılabildiğini düşündürmektedir. Bütün hemşirelik görevlerini tamamlayacak vaktinin olmaması hemşirelerde stres düzeyinin artmasına neden olacağını göstermektedir.

Çalışmamızda 16-25 yaş grubu hemşirelerin 1,91 ortalama ile, 36-45 yaş grubu hemşirelerin 2,48 ortalama ile işleri ile ilgili bilgileri elde etmek konusunda güçlükle karşılaştığı saptanmıştır. Bu sonuca göre 16-25 yaş grubu hemşirelerin, 36-45 yaş grubuna göre işleriyle ilgili bilgileri elde etmede daha fazla güçlük çektiği görülmektedir. Ülkemizde temel eğitim sonrası akademi dışında branşlaşarak çalışma sınırlıdır. Ancak hemşire çalıştığı birimde uzun süre kalırsa çalıştığı kliniğin sistemine alışır, çalıştığı birimle ilgili deneyimleri artar ve daha verimli olur, dolayısı ile mesleki doyuma ulaşır. Bu da iş ortamında deneyimsizlikten kaynaklanan yaşanması muhtemel bazı stresörleri ve güçlükleri engelleyebilir.

Hemşirelerin "İş yükünüzün işinizin kalitesini olumsuz etkilediğini düşünür müsünüz?" sorusuna verdikleri cevaplarda 16-25 yaş grubu 3,77 ortalama ile 46-55 yaş grubu 2,94 ortalama ile aralarında anlamlı bir farklılık bulunmuştur (P<0.05). İş tecrübesi az olan hemşirelerin deneyimli hemşirelere göre iş yükünün işin kalitesini olumsuz etkilediğini düşündüğü görülmektedir. Yine 26-35 yaş grubunun 4,15 ortalama ile 36-45 yaş grubunun 3,55 ortalama ile aralarında anlamlı bir fark olduğu saptanmıştır (P<0.05). Buna göre 26-35 yaş grubu hemşireler 36-45 yaş grubuna göre iş yükünün işinin kalitesine etki ettiğini düşündüğü sonucu ortaya çıkmaktadır.

Hemşirelerin "İşinizin aile hayatınıza engel olduğunu düşünür müsünüz?" sorusuna verdikleri cevaplarda ise 26-35 yaş grubunun 4,13 ortalama ile 46-55 yaş grubu 2,82 ortalama ile aralarında anlamlı bir farklılık bulunmuştur (P<0.05). Bu sonuca göre 26-35 yaş grubu hemşireler 46-55 yaş grubuna göre işinin aile hayatına engel olduğunu düşündüğü görülmektedir. Çalışanların ailesi ile olan ilişkilerinde yaşadığı sorunlar, gerek sosyal yaşamlarında ve gerekse iş yaşamlarında strese girmelerine neden olabilmekte iken, iş hayatında yaşadıkları sorunlar da aile hayatına yansımakta, aile hayatlarında da strese girmelerine neden olabilmektedir.

6. SONUÇ VE ÖNERİLER

6.1. SONUÇLAR

İş sağlığı ve güvenliği kapsamında hemşirelerin karşılaştığı risk ve tehlikelerin iş stresi düzeyi üzerine etkisinin incelendiği bu çalışmada aşağıdaki sonuçlar elde edilmiştir.

Araştırmaya katılan hemşirelerin %97,7'sinin kadın, %2'sinin erkek olduğu, %79,3'ünün lisans mezunu, %54,6'sının evli, %61,8'inin 26-35 yaş grubunda olduğu, %41,8'inin meslekte çalışma yılının 1-5 yıl arası, %27,3'ünün yoğun bakım birimlerinde çalıştığı, %65,8'inin servis hemşiresi olduğu tespit edilmiştir. Hemşirelerin % 81,9'u gece nöbet tuttuğunu, %17,4'ü nöbet tutmadığını ifade ettiği görülmektedir. Hemşirelerin % 39,5'inin 8 ve üzeri, %26'sının 6-7, %10,9'unun 4-5, %4,6'sının 2-3 arası gece nöbet tuttuğu görülmektedir. Birimlerdeki çalışma sürelerine bakıldığında katılımcıların yaklaşık yarısından fazlasının 1 ile 5 yıl arasında ilgili hastanede çalıştıkları anlaşılmaktadır. Gece tutulan nöbet sayısına bakıldığında yaklaşık yarısından fazlasının 6-7 arası gece nöbeti ile 8 ve üzeri gece nöbeti tuttuğu görülmektedir.

Hastane çalışma ortamı kaynaklı risk ve tehlikeler ölçeğinin cronbach alfa değeri 0,59, İş stresi ölçeğinin cronbach alfa değeri 0,74, İş sağlığı ve güvenliği ölçeğinin cronbach alfa değeri 0,90 bulunmuştur. Bu sonuçlara göre Hastane çalışma ortamı kaynaklı risk ve tehlikeler ölçeğinin güvenilirliği düşük çıkmış, İş stresi ölçeğinin güvenilirliği oldukça güvenilir çıkmış, İş sağlığı ve güvenliği ölçeğinin ise yüksek derecede güvenilir çıkmıştır.

Hemşirelerin iş stresi puan ortalamasına bakıldığında ($2,85 \pm 0,54$) puan ortalaması ile sağlık ve verimlilik açısından en elverişli stres düzeyinde oldukları görülmektedir. Hemşirelerin stres puanı ile hastane ortamında çalışmayı genel olarak riskli ve tehlikeli bulmaları arasında anlamlı bir ilişki vardır ($p<0,05$). Değişkenler arasında doğru yönlü (pozitif) orta düzeyde bir ilişki olduğu tespit edilmiştir. Bu sonuca göre, H_0 hipotezi kabul edilmiş, hemşirelerin stres puanı ile hastane ortamında çalışmayı riskli ve tehlikeli bulmaları arasında anlamlı bir ilişki olduğu saptanmıştır.

Tablo 11'deki sonuçlara göre, H_2 ve H_4 hipotezleri reddedilmiştir. Farklı eğitim düzeyine sahip hemşireler arasında "Genel olarak hastane ortamında çalışırken strese maruz kalırım" ve "Genel olarak hastane ortamında çalışmayı riskli ve tehlikeli buluyorum" sorularına verdikleri cevaplarda anlamlı bir fark olmadığı tespit edilmiştir ($p>0,05$). Yine Tablo 11'deki sonuçlara göre, H_3 hipotezi kabul edilmiş, farklı eğitim düzeyine sahip hemşireler arasında "Genel olarak hastanemizde iş sağlığı ve güvenliği sistemini yeterli buluyorum" sorusuna verdikleri cevaplarda anlamlı bir farklılık bulunmuştur. Bir diğer anlatımla, hemşirelerin çalıştıkları hastanede iş sağlığı ve güvenliği sistemini yeterli bulmalarının, eğitim düzeyine göre 0,05 anlamlılık düzeyinde önemli bir farklılık gösterdiği tespit edilerek H_3 hipotezimizi doğruladığı görülmektedir.

($F=5,284$; $P<0,05$)

Katılımcılar arasında sağlığı olumsuz etkileyen boyun ağrısı yaşayanlarda, sağlığı olumsuz etkileyen bel ağrısı yaşayanlarda, uykusuzluk problemi çekenlerde, hastane kaynaklı viral enfeksiyon geçirenlerde evli ve bekar olma durumları bakımından 0,05 anlamlılık düzeyinde önemli bir fark olduğu görülmektedir. Elde edilen sonuçlarda evli olan katılımcıların bekar olan katılımcılara göre bu risk ve tehlikelerle daha çok karşılaştıkları saptanmıştır. Bu sonuca göre evli olan hemşirelerin aile yaşantısından kaynaklanan sorunlarının onların iş hayatını olumsuz etkilediği, işe dönük yetenek ve özelliklerinin azalmasına neden olduğu sonucu ortaya çıkmaktadır.

Hemşirelerin risk ve tehlikelerden korunması için koruyucu önlem kullanma ve uygulama düzeyinde el yıkamanın her zaman uygulanması gerektiği saptanmıştır. Koruyucu önlük, maske, gözlük ve eldiven kullanma, kimyasal maddelerle temas halinde ise cildi veya gözü bol su ile yıkama diğer önlemler arasında yer almaktadır.

Hemşirelerin önemli bir bölümünün bakım ve tedavi öncesinde, tamamının bakım ve tedavi sonrasında ellerini yıkadığı ve kuruladığı ortaya çıkmıştır. Ancak bakım ve tedavi öncesi ellerini yıkamayan hemşirelerin varlığı hem hastane enfeksiyonu, hem de çalışan sağlığı bakımından önemli bir eksiklik olarak göze çarpmaktadır. Hemşirelerin dörtte birinin eldiven kullanmaması ya da bazen eldiven kullanması, farklı hastaya geçerken yaklaşık yarısının ve aynı hastada farklı bir işleme geçerken büyük çoğunluğunun eldiven değiştirmemesi ya da bazen değiştirmesi, büyük çoğunluğunun koruyucu önlük giymemesi ya da bazen giymesi mesleksel riskler bakımından son derece önemli eksikleridir. Hemşireleri büyük risk altında bırakan bir başka uygulama da bakım ve tedavi uygulama sonrasında enjektör kapağının kapatılması ve ampullerin elle kırılmasıdır. Özellikle mesleksel bulaşıcı hastalıklar ve iş kazaları bakımından son derece önemli olan bu uygulamalara dikkat edilmemesi, konunun hemşirelerce yeterince önemsenmediğini, bilginin tutum ve davranışa dönüşmediğini düşündürmektedir. Benzer dikkatsizlik ya da özensizlik, bakım ve tedavi uygulamaları sırasında vücudu zorlayıcı pozisyonlarda çalışma konusunda da yapılmaktadır.

6.2. ÖNERİLER

Araştırmanın bulgularına göre yöneticilere ve araştırmacılara aşağıdaki önerilerde bulunulmuştur.

- ✓ Hastane çalışma ortamında mesleksel risklerin en aza indirilmesi için gerekli düzenlemelerin yapılması, enfeksiyon kontrol birimlerinin oluşturulması ve klinik personeline bu konu ile ilgili olarak hizmet içi eğitim programlarının oluşturulması,

- ✓ Hemşirelerin bir çalışan olarak iş sağlığı ve güvenliği hizmetlerine gereksinimi vardır. Bu nedenle hastanelerde iş sağlığı ve güvenliği birimi oluşturulmalı, bu birimde hemşirelere yaygın hizmet içi eğitim verilerek sağlıklarını korumak ve sürdürmek için uygun davranışlar kazandırılmalıdır. Hemşireler periyodik muayene ve izlemlerle meslek hastalıklarından korunmalı,

- ✓ Hemşirelerin işe olan ilgisini arttırmak için kendi alanlarındaki yönetsel ve hasta bakımına ilişkin kararlara etkin katılımlarının sağlanması,

- ✓ Hemşirelerin çalıştıkları ortam göz önüne alınarak, çalışma şekli ve çalışma saatlerine ilişkin, sosyal yaşantıyı bozmayacak türde düzenlemelerin yapılmasına özen gösterilmesi,

- ✓ Hemşirelerin çalıştıkları ortamdaki kimyasal maddelerin sağlıkları üzerine etkileri ve bu etkilerden korunması ile ilgili bilgilendirici ve beceri kazandırıcı hizmet içi eğitim programlarının düzenlenmesi,

- ✓ Hasta-hemşire oranının uygun standartlara çekilerek iş yükünden kaynaklanan stresin önlenmesi,

- ✓ Hemşirelerin çalışma ortamlarında sözlü ya da fiziksel saldırılara maruz kalmalarını engellemek için gerekli güvenlik önlemlerinin alınması ve güvenliği sağlayacak birimlere ulaşımın kolaylaştırılması,

- ✓ İş sağlığı ve güvenliği, stresle baş etme, çalışma ortamı kaynaklı risk ve tehlikeler ile ilgili hizmet içi eğitim programlarının sürdürülmesi ve bu programlara hemşirelerin katılımının desteklenmesi sağlanmalıdır.

7. KAYNAKLAR

1. Statistics of occupational injuries Sixteenth International Conference of Labour Stacisticians ILO Geneva, 6-15 October 1998. p.10. Erişim Tarihi: 21.06.2011
2. Köktürk M, Kurşun Ş, Yavuz M, Dramalı A. Hastanede Çalışan Sağlık Personelinde Kesici Delici Alet Yaralanmalarının İncelenmesi, ss: 305-316, 4. Ulusal Cerrahi ve Ameliyathane Hemşireliği Kongresi, 22-26 Ekim 2003, İzmir.
3. Tınar M.Y. Çalışma Psikolojisi, İzmir, 1996, s.5-6.
4. Vargı S. İş Sağlığı ve Güvenliği, Toraks Derneği kursu, Mayıs 2003.
5. IAEA 1986, Summary Report on the Post-Accident Review Meeting on the Chernobyl Accident. International Safety Advisory Group. Safety Series 75-INSAG-1 (Vienna: IAEA).
6. IAEA 1991, Safety Culture, International safety Advisory Group. Safety Series 75-INSAG-4 (Vienna: IAEA).
7. http://www.ikademi.com/guvenligi-isci-sagligi/280-isci-sagligi-ve-guvenliginde-egitimin-onemi.html. Erişim Tarihi: 27.07.2011
8. Atasoy A, Aksoy S. Hekimdışı Sağlık Personelinde Mesleki Risklerin Belirlenmesi. Uluslararası Sağlıkta Performans ve Kalite Kongresi Bildiriler Kitabı. Cilt 2. 19-21 Mart 2009, ANTALYA.
9. Demirbilek. T. İş Güvenliği Kültürü, DEÜ İİBF Yayını. İzmir,2005, s.5.
10. Türk Standartları Enstitüsü. TS 18001 İş Sağlığı ve Güvenliği Yönetim Sistemleri Şartlar, TS Yayını, Ankara, Şubat 2004, S.3.
11. Özkılıç Ö. İSG Yönetim Sistemleri ve Risk Değerlendirme Metedolojileri. Çalışma ve Güvenlik Bakanlığı. http://www.tisk.org.tr/download/yayinlar/is_sagligi_veguvenligi_metodolojileri.pdf
12. TC. Çalışma ve Sosyal Güvenlik Bakanlığı, Sosyal Sigortalar Kurumu Başkanlığı İstatistik Yıllığı 2003, Yayın No:670.

13. World Day for Safety and Health at Work 2005:A Background Paper, ILO InFocus Programme on SafeWork International Labour Office, Geneva.

14. Ofluoğlu G, Sarıkaya G, OHSAS 18001 İş Sağlığı ve Güvenliği Yönetim Sistemi. Kamu-İş; C:8, S: 3/2005.

15. Durgut Ş. Sağlık Kuruluşlarında İş Güvenliği ve Meslek Hastalıkları ve İ.Ü. Cerrahpaşa Tıp Fakültesi İle SSK İstanbul Hastanelerinde İş Güvenliği ve Meslek Hastalıklarına İlişkin Bir Araştırma, Yüksek Lisans Tezi, İstanbul Üniversitesi Sosyal Bilimler Enstitüsü İşletme Fakültesi ve sağlık Kuruluşlarında Yönetim Bilim Dalı, İstanbul, 1999.

16. Alpar M.B. İşçi Sağlığı ve İş Güvenliği ve Çalışma Ortamı Hakkında 155 Sayılı Ilo Sözleşmesi ile İlgili Çalışma Hayatı Mevzuatı. Kamu- İş; C: 7, S:2/2003.

17. 102 Sayılı Sosyal Güvenlik (Asgari Standartlar) Sözleşmesi, Kabul Tarihi: 29/07/1971, s.1451.

18. Selek, C. İş Sağlığı ve Güvenliği Kurumları, İş Hukuku ve İktisat Dergisi, Ankara, 2004;19 (1-2);94-105.

19. www.tbmm.gov.tr/komisyon/kefe/docs/sosyalsart.pdf. Erişim Tarihi:23.06.2011

20. www.belgenet.com/arsiv/sozlesme/iheb.html. Erişim Tarihi:23.06.2011

21. Türkiye Cumhuriyeti Anayasası, Kabul Tarihi : 7/11/1982, Kanun No. : 2709.

22. 657 Sayılı Devlet Memurları Kanunu, Kabul Tarihi: 14/7/1965, Kanun No: 657

23. 1593 Umumi Hıfzıssıhha Kanunu, Kabul Tarihi: 4/4/1930, Kanun No: 1593

24. 5510 Sayılı Sosyal Sigortalar ve Genel Sağlık Sigortası Kanunu, Kabul Tarihi: 31/5/2006, Kanun No: 5510

25. 4857 Sayılı İş Kanunu, Kabul Tarihi: 22/05/2003, Kanun No: 4857

26. Bilir N. İş Sağlığı ve Güvenliğinde Çağdaş Bir Yaklaşım: Risk Değerlendirmesi ve Risk Yönetimi. İş Sağlığı ve Güvenliği Dergisi 2005; (25): 9–11.

27. Cingir D.D. Ortak İş Sağlığı ve Güvenliği Birimleri ve Risk Gruplarının Önemi. İş Sağlığı ve Güvenliği Dergisi 2004; (18): 8–12.

28. Çetinkal A.MESS İşveren Gazetesi, Sayı:866, Ocak 2012: 4,2.

29. Oktay, S. Sağlık Kuruluşlarında Risklerin Kontrol Altına Alınması ve Güvenlik Önlemleri, Hemşirelik Bülteni, İstanbul, 1990; 6(15); 57.

30. Karwowski W, Jang RL, Rodrick D, Peter MQ. Self-Evaluation of Biomechaniccal Task Demans Work Environment and Perceived Risk of İnjury, by Nurses: A Field Study. Occupational Ergonomics. 2005, 5: 13-27.

31. Ergüney, S. Tan, M. Hemşirelerin Karşılaştıkları Mesleki Riskler. Atatürk Üniv. Hemşirelik Yüksekokulu Dergisi, Cilt: 4, Sayı:1,2001.

32. Alçelik A, Deniz F, Yeşildal N, Mayda N, Senih A, Şerifi A.B. AİBÜ Tıp Fakültesi Hastanesinde Görev Yapan Hemşirelerin Sağlık Sorunları ve Yaşam Alışkanlıklarının Değerlendirilmesi. TSK Koruyucu Hekimlik Bülteni, 2005; 4(2): 55-65.

33. http://www.cdc.gov/Sharpssafety/pdf/proceedings.pdf Erişim Tarihi: 21.06.2011

34. Kılınç O, Uçan E.S, Çakan A, Ellidokuz H, Özol D, Saylner A, Özsöz A. İzmir'de Sağlık Çalışanları Arasında Tüberküloz Hastalığı Riski: Tüberküloz Meslek Hastalığı Olarak Kabul Edilebilir mi?, Toraks Dergisi, Cilt 1, Sayı 1, Nisan 2000, s.24.

35. Dokuzoğuz B. Sağlık Çalışanlarının Meslek Riskleri.Hastane Enfeksiyonları Kontrolü El Kitabı. Hastane Enfeksiyonları Derneği Yayını No:2. Bilimsel Tıp Yayınevi. 2004. s. 403-417.

36. Centers for Disease Control and Prevention. Sharp Injury Prevention Program Workbook 2008. http://www.cdc.gov/Sharpssafety/pdf/sharpsworkbook_2008.pdf. Erişim tarihi:18.09.2011

37. Taparlı Z.T. Yoğun Bakım Ünitelerinde, Çalışan Hemşirelerin Anksiyete Düzeyleri ve Nedenlerinin Belirlenmesi, Ç.Ü. Sağlık Bilimleri Enstitüsü Hemşirelik anabilim Dalı, Adana, 2004.

38. Kıran S. Sağlık Çalışanlarında Mesleksel Etkenlerle Karşılaşma Düzeyleri ve Hastalık-Yakınma İlişkisinin değerlendirilmesi. Doktora Tezi. Dokuz Eylül Üniversitesi Sağlık Bilimleri Enstitüsü, İzmir, 2003.

39. http://www.cdc.gov/niosh/topics/latex/#pubs. Erişim tarihi:11.09.2011

40. Fillios, Margaret S, Pechter Elise. American Nurses Association-ANA. "Healt Care Workers and Asthama" American Journal and Nursing, April, 2006, 106 (4), p.96.

41. Çuhadaroğlu Ç, Kılıçaslan Z, Alzafer S, ve ark. İstanbul Tıp Fakültesi Çalışanlarında Lateks Eldiven Allerjisi. Solunum. 1995: 19: 147-50.

42. Taylor JS, Erkek E. Latex allergy:diagnosis and management. Dermatol Ther. 2004; 17(4):289-301.

43. Baltaş Z, Baltaş A. Stres ve Başa Çıkma Yolları. Remzi Kitabevi, 21. Basım, İstanbul, 2002, s.95-97.

44. American Psychological Association. Adapted from The Stress Solution by Lyle H. Miller, Ph.D., and Alma Dell Smith, Ph.D.2011 http://www.apa.org/helpcenter/stress-kinds.aspx Erişim tarihi:07.02.2011

45. ICN on Occupational Stress and the Threat to Worker Health. http://www.icn.ch/publications/occupational-health-and-safety/ Erişim tarihi:07.09.2011

46. Eren Gümüştekin G, Öztemiz B. Örgütlerde Stresin Verimlilik ve Performansla Etkileşimi. Çukurova Üniversitesi Sosyal Bilimler Dergisi. 2005:14/1.

47. Yavuz M, Demir F, Dramalı A. Yoğun Bakım Hemşirelerinde Stres, I.Uluslararası, VIII. Ulusal Hemşirelik Kongresi Kitabı, Antalya. 2000; 78-79.

48. Çukur M. Örgütsel Stres Yönetimi I, İş Sağlığı ve Güvenliği Dergisi, 2001; 3: 7-11.

49. Simmons B, Nelson D. Eustress at Work: The Relationship between Hope and Health in Hospital Nurses. Health Care Management Review. 2001, 26 (4), 7-18.

50. İnternational Nurse Day, IND Kit, Positive practice environments: Qualityworkplaces quality patient care, URL: http://www.icn.ch/indkit2007.pdf. Erişim tarihi:09.09.2011

51. Oflaslı F, Erdem M. Denizli ilinde sahada çalışan ebelerde iş doyum düzeylerinin belirlenmesi, Hemşirelik Forumu Dergisi, 2004; 7(3): 54-60.

52. Ural A, Kılıç İ.Bilimsel Araştırmalar Süreci ve SPSS ile Veri Analizi.2. Baskı, Ankara, Detay Yayıncılık, 2006, s.38-49.

53. Büyüköztürk Ş.Sosyal Bilimler için Veri Analizleri El Kitabı, Pegema Yayıncılık, Ankara, 2003.

54. Nunnally Jum. C. Psychometic Theory, McGraw Hill, New York, 1967.

55. Ural A, Kılıç İ.Bilimsel Araştırmalar Süreci ve SPSS ile Veri Analizi.2. Baskı, Ankara, Detay Yayıncılık, 2006, s.213.

56. Devebakan N. Özel Sağlık İşletmelerinde İş Sağlığı ve Güvenliği. Doktora Tezi. Dokuz Eylül Üniversitesi Sosyal Bilimler Enstitüsü, İzmir, 2007.

57. Arcak R, Kasımoğlu E. Diyarbakır Merkezdeki Hastane ve Sağlık Ocaklarında Çalışan Hemşirelerin Sağlık Hizmetlerindeki Rolü ve İş Memnuniyetleri. Dicle Tıp Dergisi, 2006 Cilt:33, Sayı:1, 23-30.

58. Özabacı N. Tedavi Edici Sağlık Hizmetlerinde Çalışan Hemşirelerde Görülen Meslek Hastalıkları ve Nedenlerinin Araştırılması, Yüksek Lisans Tezi, İstanbul Üniversitesi Sağlık Bilimleri Enstitüsü Hemşirelik Anabilim Dalı, İstanbul, 1990.

59. Sever A. Hemşirelerin İş Stresi İle Başa Çıkma Yolları ve Bunun Sonuçlarının Araştırılması. Doktora Tezi, İstanbul Üniversitesi Sağlık Bilimleri Enstitüsü, İstanbul, 1997.

60. Nehir S. Ankara İlindeki Hastanelerin Yoğun Bakım Ünitelerinde Çalışan Hemşirelerin İş Ortamındaki Stres Etkenleri ve Kullandıkları Baş etme Yöntemlerinin

Belirlenmesi. Yüksek Lisans Tezi, Bolu, Abant İzzet Baysal Üniversitesi Sağlık Bilimleri Enstitüsü, 2003.

61. Bartram J, Joiner TA, Stanton P. Factors Affecting The Job Stres of Australian Nurses: Implications For Recruitment and Retention, Contemporary Nurse, 17(3): 293-304, 2004.

62. Draper J, Halliday D, Jowett S, Norman I, Watson R, Wilson-Barnet J, Normand C, O'Brien K. NHS Cadet Schemes: Student Experience, Commitment, Job Satisfaction and Job Stres, Nurse Education Today, 24(2) : 219-228, 2004.

63. Rodham K. Work Stres: An Exploratory Study of The practices and perceptions of Female Junior Healthcare Managers, Journal of Nursing Management, 10(1) : 5-11, 2002.

64. Isikhan V, Comez T, Danis Z. Job Stres and Coping Strategies in Health Care Professionals Working With Cancer Patients, Europen Journal Oncology Nursing, 8. 234-244, 2004.

65. Özkan Ö. Hastanede Çalışan Hemşirelerin İş ve Çalışma Ortamı Tehlike ve Riskleri İle Risk Algılarının Saptanması Yüksek Lisans Tezi. Hacettepe Üniversitesi Sağlık Bilimleri Enstitüsü; Ankara, 2005.

66. Erkol H, Gökdoğan MR, Erkol Z, Boz B. Aggression and violence towards health care providers--a problem in Turkey? J Forensic Leg Med 2007; 14:423-428.

67. Ayranci U,Yenilmez C, Balci Y, Kaptanoglu C. Identification of violence in Turkish health care settings. J Interpers Violence 2006; 21:276-296.

Kolibri 360 GmbH
Ferdinand-Jühlke-Straße 7
99095 Erfurt, Deutschland
produktsicherheit@kolibri360.de

Druck:
CPI Druckdienstleistungen GmbH
im Auftrag der
Kolibri 360 GmbH
Ferdinand-Jühlke-Str. 7
99095 Erfurt